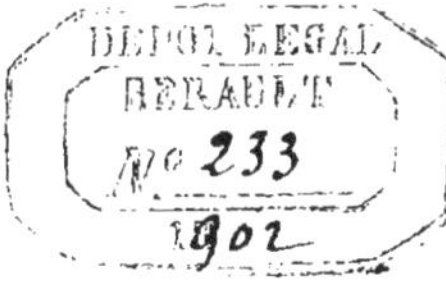

Dr Henri MALOSSE

DE QUELQUES

CONSTANTES PHYSIQUES

DE L'URINE

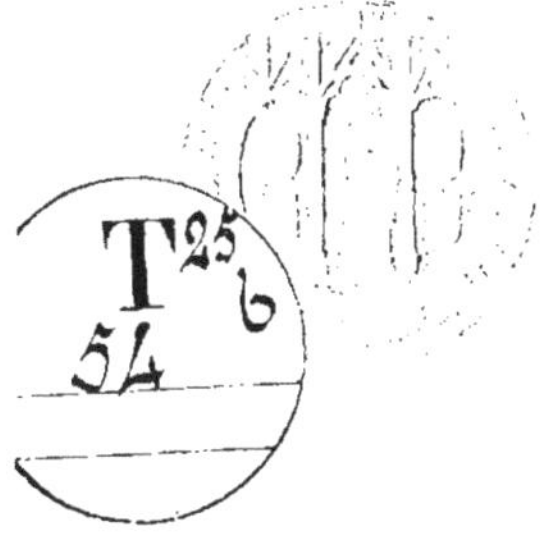

54

DE QUELQUES

CONSTANTES PHYSIQUES
DE L'URINE

PERSONNEL DE LA FACULTÉ

MM. MAIRET (✻)............. Doyen
FORGUE................. Assesseur

PROFESSEURS

Hygiène... MM. BERTIN-SANS(✻)
Clinique médicale............................. GRASSET (✻).
Clinique chirurgicale......................... TEDENAT.
Clinique obstétricale et gynécologie .... GRYNFELTT.
— — M. Vallois. (ch. du cours).
Thérapeutique et matière médicale............ HAMELIN (✻).
Clinique médicale............................. CARRIEU.
Clinique des maladies mentales et nerveuses..... MAIRET (✻).
Physique médicale............................. IMBERT.
Botanique et histoire naturelle médicale .... GRANEL.
Clinique chirurgicale......................... FORGUE.
Clinique ophtalmologique...................... TRUC.
Chimie médicale et Pharmacie.................. VILLE.
Physiologie................................... HEDON.
Histologie .... VIALLETON.
Pathologie interne............................ DUCAMP.
Anatomie...................................... GILIS.
Opérations et appareils....................... ESTOR.
Microbiologie................................. RODET.
Médecine légale et toxicologie................ SARDA.
Clinique des maladies des enfants............. BAUMEL.
Anatomie pathologique...... .... BOSC.

Doyen honoraire : M. VIALLETON.
Professeurs honoraires : MM. JAUMES, PAULET (O. ✻).

CHARGÉS DE COURS COMPLÉMENTAIRES

Accouchements........................ MM. PUECH, agrégé.
Clinique ann. des mal. syphil. et cutanées.. BROUSSE, agrégé.
Clinique annexe des maladies des vieillards. VIRES, agrégé.
Pathologie externe.................... DE ROUVILLE, agrégé.
Pathologie générale .... RAYMOND, agrégé.

AGRÉGÉS EN EXERCICE :

MM. BROUSSE	MM. VALLOIS	MM. L. IMBERT
RAUZIER	MOURET	H. BERTIN-SANS
MOITESSIER	GALAVIELLE	VEDEL
DE ROUVILLE	RAYMOND	JEANBRAU
PUECH	VIRES	POUJOL

M. H. GOT, *secrétaire.*

EXAMINATEURS DE LA THÈSE :

MM. VILLE, *président.*
IMBERT.
MOITESSIER.
BERTIN-SANS.

DE QUELQUES

CONSTANTES PHYSIQUES

DE L'URINE

PAR

Le Docteur Henri MALOSSE

PHARMACIEN DE 1re CLASSE
CHEF DES TRAVAUX A L'ÉCOLE DE PLEIN EXERCICE DE MÉDECINE
ET DE PHARMACIE D'ALGER

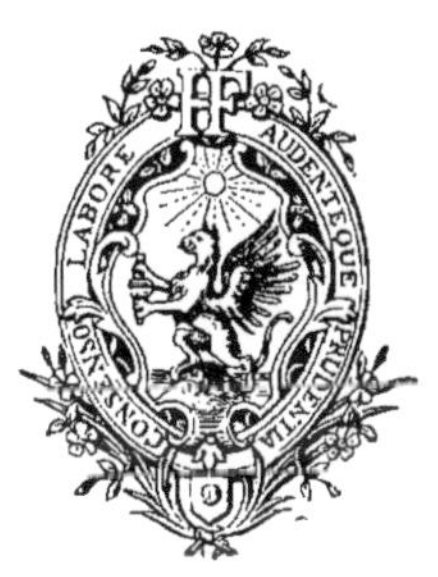

MONTPELLIER
IMPRIMERIE CENTRALE DU MIDI
(HAMELIN FRÈRES)

1902

A MA MÈRE

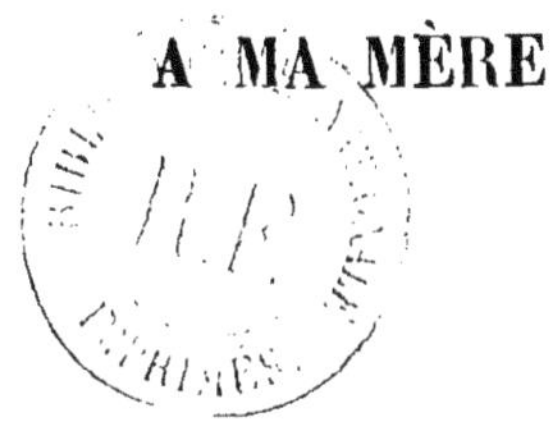

A MON PÈRE

Le docteur Théodore MALOSSE

AGRÉGÉ DES FACULTÉS DE MÉDECINE ET DES ÉCOLES SUPÉRIEURES DE PHARMACIE
PROFESSEUR A L'ÉCOLE DE MÉDECINE ET DE PHARMACIE D'ALGER.

A MA FIANCÉE

H. MALOSSE.

AVANT-PROPOS

Sous cette dénomination, je me propose de passer en revue dans autant de chapitres distincts :

La densité,

L'extrait urinaire,

Le coefficient de la dilatation,

L'indice de réfraction,

en m'efforçant de donner à chacune de ces questions un développement proportionné à son importance pratique.

En passant, je relaterai dans un cinquième chapitre, quoique encore fort incomplètes, quelques déterminations sur la cohésion de l'urine et sur les qualités des gouttes que ce liquide fournit.

Enfin, dans un sixième chapitre, je formulerai le résumé et les conclusions de ce travail. Celui-ci n'est, du reste, que le commencement et l'état actuel d'un travail plus étendu en cours d'exécution et que je compléterai ultérieurement,

Quand il s'agit d'un corps chimique bien spécifié, rien de plus simple que la définition des constantes physiques : on les rapporte à la substance pure ; on les détermine avec toute l'exactitude possible. Les nombres qui les représentent sont des caractéristiques que l'on peut ensuite utiliser pour individualiser les corps, s'assurer de leur pureté, apprécier leur degré d'impureté, procéder même quelquefois à de véritables dosages, etc.

Mais l'urine est loin d'être un corps chimique, c'est au contraire un mélange des plus complexes, dont la composition, même à l'état normal, n'est point immuable, sinon, en général dans la nature, du moins dans la proportion des éléments constituants. Or, toute variation dans la composition qualitative ou quantitative de l'urine doit avoir pour conséquence une variation concomitante des constantes physiques du liquide. Aussi, pour établir ces constantes avec un certain degré d'utilité, importe-t-il de partir d'un état moyen de l'urine pris pour état normal. On compare alors dans chaque cas particulier les nombres qui représentent les résultats des mesures que l'on a effectuées aux nombres qui caractérisent l'état normal. Des différences constatées, on cherche ensuite à remonter aux causes de ces différences, en se gardant prudemment contre toute extrapolation exagérée.

CONSTANTES PHYSIQUES

DE L'URINE

CHAPITRE I

LA DENSITÉ

Généralités. — Division de la question

Parmi les constantes physiques de l'urine, la densité est celle dont l'application pratique est la plus immédiate.

On l'utilise couramment en effet pour l'évaluation approximative de l'extrait urinaire et on conçoit sans peine qu'on pourrait en tirer parti pour le dosage approximatif de tout principe solide que l'urine contiendrait, anormalement, dissous en proportion suffisante.

C'est au reste, ce qui a été tenté avec plus ou moins de succès pour le glucose et pour l'albumine.

Le terme densité devrait toujours correspondre à une idée parfaitement nette et précise. Or, il suffit de consulter les

2

traités courants d'urologie, pour se convaincre qu'il en est rarement ainsi.

La densité étant fonction de la température, il convient de la déterminer à une température conventionnelle ou de ramener à cette température, par une correction, les déterminations faites à d'autres températures. C'est une condition nécessaire pour que les résultats puissent être rigoureusement comparables. Or, si les traités d'urologie s'accordent à dire qu'il faut ramener à 15°, par exemple, les indications de tout uromètre qui a été gradué pour cette température, ils sont généralement muets sur la nécessité qu'il y a pareillement de ramener à la température conventionnelle toute densité prise à une température différente de celle-ci, quel que soit d'ailleurs le procédé que l'on ait employé. Pourtant, la correction à faire subir à une densité prise à t° par la méthode du flacon, par exemple, pour la ramener à 15°, est supérieure à la correction à faire subir, pour les mêmes limites de température, à l'indication fournie par un uromètre. Car le terme correctif comprend, dans le premier cas, le coefficient de dilatation absolue de l'urine, tandis que, dans le second cas, il ne comprend que le coefficient apparent de ce liquide.

Des données numériques absolument certaines manquent du reste, même quand il ne s'agit que de faire subir aux indications d'un uromètre les corrections relatives à la température. Pour ces corrections, en effet, on renvoie généralement à deux tables dressées par Bouchardat, l'une pour les urines non sucrées, l'autre pour les urines sucrées, ou bien on indique, d'après certaines observations de Siemon, d'ajouter à l'indication de l'uromètre le terme correctif $0,33\,\theta$, dans lequel θ est la différence, positive ou négative, entre la température de l'urine au moment de l'observation et la température conventionnelle. Or les tables de Bouchardat sont insuffisantes et le coefficient de Siemon est généralement inexact.

Les procédés d'ailleurs les plus préconisés pour prendre la densité d'une urine sont celui du flacon, celui de la balance aréothermique et celui de l'uromètre.

Dans l'espèce, je me propose :

1° De rappeler le sens précis qu'il convient, avant tout, d'attacher au mot densité ;

2° D'étudier expérimentalement les variations de la densité en fonction de la température et d'établir ainsi les données numériques qui permettent de ramener aussi exactement que possible à une température conventionnelle toute détermination faite à une température quelconque ;

3° De critiquer le procédé urométrique ordinaire et d'appeler l'attention sur celui que Lohnstein a décrit et préconisé dans l'*Allgemeine medizinische Centralzeitung*, 1894, n° 31 ;

4° D'exposer les déductions que l'on peut tirer de la densité relativement à l'urine normale, à l'urine diabétique et aux urines albumineuses.

1° DÉFINITIONS

La densité de l'urine, à la température t, est le rapport du poids d'un volume donné d'urine à t° au poids d'un égal volume d'eau distillée à 4°.

La densité est donc, si l'on veut, le poids en grammes du centimètre cube d'urine, ou, d'une manière plus générale, le poids de l'unité de volume de l'urine à t°.

Je représente cette constante par le symbole d_4^t.

Soient donc, dans les conditions d'une détermination,

v le volume de l'urine et le volume de l'eau,

p le poids apparent de l'urine,

p' —   —   l'eau,

x la densité d_4^t de l'urine,

e la densité de l'eau,

a —   de l'air par rapport à l'eau (en moyenne 0,0012)

d —   des poids échantillonnés (8,4 pour le laiton),

l'égalité entre les poids apparents dans chacune des pesées donne :

$$p \left(1 - \frac{a}{d} \right) = vx - va$$

$$p \left(1 - \frac{a}{d} \right) = ve - va$$

d'où :

$$x = \frac{p}{p'} e - \frac{p - p'}{p'} a$$

ou en désignant par ε la différence $1 - e$ entre la densité de l'eau à 4° de la densité de l'eau à t°.

$$x = \frac{p}{p'} (1 - \varepsilon) - \frac{p - p'}{p'} a = \frac{p}{p'} - \frac{p}{p'} \varepsilon - \frac{p - p'}{p'} a$$

Le premier terme $\frac{p}{p'}$ du deuxième membre de la dernière équation représente la densité brute non corrigée ;

Le deuxième $\frac{p}{p'} \varepsilon$ et le troisième $\frac{p - p'}{p'} a$, sont de simples termes correctifs.

Pour $x = e$, d'où $\frac{p}{p'} = 1$ et $p - p' = 0$, le premier terme correctif se réduit à ε et le deuxième à zéro.

Pour des valeurs croissantes de x à partir de cette limite inférieure, celles des termes correctifs croissent simultanément, tout en restant, celle du premier peu différente de ε, celle du deuxième faible sinon négligeable.

Dans la table suivante j'ai calculé un assez grand nombre de valeurs du binôme $\left(\frac{p}{p'} \varepsilon + \frac{p - p'}{p'} a \right)$ pour permettre de passer de la densité brute $\frac{p}{p'}$ à la densité corrigée x au moyen d'une simple soustraction.

$\dfrac{p}{p'} =$	1	1.01	1.02	1.03	1.04	1.05	1.06
t	$\dfrac{p}{p'}\,\varepsilon + \dfrac{p-p'}{p'}\,a = -\ 0.00$						
0°	013	014	016	017	018	019	021
1	007	009	010	011	012	013	014
2	003	004	006	007	008	009	010
3	001	002	003	004	005	007	008
4	000	001	002	004	005	006	007
5	001	002	003	005	006	007	008
6	003	004	005	007	008	009	010
7	007	008	009	010	011	013	014
8	011	013	014	015	016	018	019
9	018	019	020	022	024	024	025
10	025	027	028	030	031	032	034
11	035	036	038	039	040	042	043
12	045	047	048	050	051	053	055
13	057	059	060	062	064	066	067
14	071	073	075	076	078	080	082
15	084	086	088	090	092	094	096
16	100	103	105	107	109	111	114
17	116	118	121	123	125	127	130
18	135	136	139	142	145	147	150
19	154	157	160	162	165	168	172
20	174	178	182	184	187	191	193
21	195	199	202	203	208	211	214
22	217	221	225	228	231	234	237
23	240	244	248	251	255	258	261
24	263	268	272	275	279	283	297
25	288	293	297	301	305	309	313
26	313	319	323	327	332	336	340
27	340	345	350	355	359	364	368
28	367	372	378	383	388	392	397
29	395	403	407	412	417	422	427
30	423	430	436	442	447	452	458
31	453	461	466	472	478	483	488
32	483	491	497	503	509	515	521
33	515	524	530	537	543	549	555
34	548	558	561	571	578	585	591
35	582	591	602	604	615	626	627

On rapporte quelquefois la densité de l'urine non à celle de l'eau distillée à 4°, mais bien à celle de l'eau distillée à 15°. Or rien n'est plus aisé que de passer de d_4^t à d_{15}^t et réciproquement.

En effet, la densité de l'eau étant de 1 à 4° et 0,99916 à 15°, on a :

$$d_4^t = \frac{v\,x}{v \times 1} = x$$

$$d_{15}^{t} = \frac{v\,x}{v \times 0{,}99916} = \frac{x}{0{,}99916}$$

La dernière égalité peut se mettre sous la forme :

$$d_{15}^{t} = \frac{x}{1 - 0{,}00084}$$

on en déduit :

$$x = d_{15}^{t}(1 - 0{,}00084) = d_{15}^{t} - d_{15}^{t} \times 0{,}00084$$

ou, avec une approximation suffisante :

$$d_{15}^{t} = x\,(1 + 0{,}00084) = x + x \times 0{,}00084$$

d'où l'on voit qu'on passe de la densité d_{15}^{t} à la densité d_{4}^{t} en retranchant de la valeur de la première, le produit de cette valeur par le coefficient 0,00084, et qu'on passe de la densité d_{4}^{t} à la densité d_{15}^{t}, en ajoutant à la valeur de la première le produit de cette valeur par le même coefficient 0,00084.

En admettant pour les valeurs extrêmes des densités de l'urine les nombres 1 et 1,06, on obtient pour les valeurs extrêmes du produit correctif, les nombres 0,00084 et 0,00089, moyenne 0,00086.

On peut donc, sans erreur sensible, simplifiant l'énoncé qui précède, dire : on passe de d_{15}^{t} à d_{4}^{t} ou réciproquement de d_{4}^{t} à d_{15}^{t}, respectivement par soustraction ou par addition addition du nombre 0,00086.

Les uromètres et les plongeurs des balances aérothermiques sont généralement établis pour la température de 15°.

Aussi, quand un uromètre de poids p flotte dans $H^{2}O$ à 15° et en déplace un volume v, on a, en désignant par c la densité du liquide :

$$p = uc$$

d'où :

$$\frac{p}{u} = e$$

et, en divisant les deux membres par e :

$$\frac{p}{ue} = \frac{e}{e} = 1$$

le point d'affleurement, généralement marqué 1000, indique la densité *relative* prise pour unité.

Quand ensuite le même uromètre, à la même température de 15°, flotte dans une urine de densité x et déplace un volume v de liquide, on a :

$$p = v\,x$$

d'où :

$$\frac{p}{v} = x$$

et après division des deux membres par e :

$$\frac{p}{ve} = \frac{x}{e}$$

Le nombre n, inscrit au point d'affleurement, indique précisément $\dfrac{x}{e}$, c'est-à-dire $d\begin{smallmatrix}15\\15\end{smallmatrix}$. On a donc :

$$\frac{x}{e} = n = d\begin{smallmatrix}15\\15\end{smallmatrix}$$

De même, quand le plongeur d'une balance aréothermique est équilibré dans H^2O à 15° par le cavalier correspondant placé au bout du bras divisé du fléau, on a :

$$p = ue$$

Quand ensuite, à la même température de 15°, le même plongeur est équilibré dans une urine de densité x par une somme de cavaliers de divers ordres occupant respectivement les divisions marquées m, m', m'', on a :

$$ue + 0{,}01\,m\,ue + 0{,}001\,m'\,ue + 0{,}0001\,m''\,ue = u\,x$$

d'où :

$$\frac{x}{e} = 1 + 0,01\,m + 0,001\,m' + 0,0001\,m''$$

La somme représentée par le deuxième membre de cette dernière équation donne encore $\frac{x}{e}$ à 15°, c'est-à-dire d_{15}^{15}

Les densités désignées sous le symbole d_4^t ne sont pas tout d'abord rigoureusement comparables entre elles, pas plus que celles désignées sous le symbole d_{15}^t ; elles ne le deviennent, dans chacune des deux séries, qu'après avoir été ramenées par le calcul à une même valeur de t. On s'accorde généralement à adopter pour température conventionnelle celle de 15°. Il faut donc pouvoir passer de

$$d_4^t \quad \text{à} \quad d_4^{15} \quad \text{ou} \quad \text{de} \quad d_{15}^t \quad \text{à} \quad d_{15}^{15}.$$

Pour les déterminations faites à l'aide du picnomètre, ces transformations nécessitent la connaissance du coefficient de dilatation *absolu* de l'urine.

Car en désignant par δ le coefficient moyen de dilatation absolu de l'urine pour l'intervalle de température θ, positif ou négatif, compris entre 15° et la température t de l'expérience, on a :

$$d_4^{15} = d_4^t (1 + \delta\theta) = d_4^t + d_4^t \,\delta\theta.$$

ou, avec une approximation suffisante :

$$d_{15}^t = d_4^t + \delta\theta.$$

on a de même :

$$d_{15}^{15} = d_{15}^t + \delta\theta.$$

Pour les déterminations faites à l'aide de l'uromètre ou de

la balance aréothermique, c'est le coefficient de dilatation *apparent* de l'urine qui entre en facteur dans le terme correctif.

En effet, quand on opère à t• avec un uromètre gradué à 15°, le résultat brut N que fournit la lecture du point d'affleurement a besoin d'abord, à cause de la dilatation du verre, de subir une correction pour devenir égal à d_{15}^{t}. Car le volume apparent V qui correspond à la division d'affleurement N et qui serait réellement $\dfrac{p}{Ne}$ à 15°, est en réalité $\dfrac{N}{pe}(1 + \gamma\theta)$ à t°, γ étant le coefficient de dilation du verre. On a donc, x' représentant le poids du centimètre cube d'urine à t° :

$$\frac{p}{Ne}(1 + \gamma\theta)\,x' = p.$$

d'où :

$$\frac{x'}{e} = \frac{N}{1 + \gamma\theta} = N(1 - \gamma\theta) = N - N\gamma\theta.$$

ou avec une approximation suffisante :

$$\frac{x'}{e} = N - \gamma\theta.$$

ou

$$d_{15}^{t} = N - \gamma\theta.$$

ce qui signifie que quand un uromètre affleure à la division N dans une urine à t°, pour obtenir la densité d_{15}^{t} du liquide, il faut retrancher du nombre N, le produit $\gamma\theta$ du coefficient de dilatation du verre (en moyenne 0,00025) par la différence θ entre t et 15°.

De même, quand on opère à t° avec une balance aréothermique dont le flotteur est établi pour 15°, on a, en désignant par μ, μ', μ'', les divisions du fléau occupées par les cavaliers de divers ordres, au moment où le plongeur est équilibré ;

$$u\,(1 + \gamma\,0)\,x' = u\,e\,(1 + 0,01\,\mu + 00,01\,\mu', + 0,0001\,\mu'').$$

d'où, avec une approximation suffisante :

$$\frac{x'}{e} = 1 + 0,01\,\mu + 0,001\,\mu' + 0,0001\,\mu'' - \gamma\,0.$$

ce qui signifie qu'il faut encore ici retrancher $\gamma\,0$ du résultat brut de l'expérience pour obtenir $d_{15}^{\,t}$.

La table suivante donne entre 0° et 35° les valeurs de $\gamma\,0$, additives de 0° à 15°, soustractives de 35° à 15°.

t	$\gamma^0 = +0,000$	t	$\gamma^0 = +0,000$	t	$\gamma^0 = -0.000$	t	$\gamma^0 = -0,000$
0	375	9	150	18	075	27	300
1	350	10	125	19	100	28	325
2	325	11	100	20	125	29	350
3	300	12	075	21	150	30	375
4	275	13	050	22	175	31	400
5	250	14	025	23	200	32	425
6	225	15	000	24	225	33	450
7	200	16	025	25	250	34	475
8	175	17	050	26	275	35	500

Mais une fois en possession de $d_{15}^{\,t}$, il reste encore à passer de $d_{15}^{\,t}$ à d_{15}^{15}. Or on a :

avec l'uromètre :

$$d_{15}^{15} = N - \gamma\,0 + \delta\,0 = N + (\delta - \gamma)\,0.$$

et avec la balance aréothermique :

$$d_{15}^{15} = 1 + 0,01\,\mu + 0,001\,\mu' + 0,0001\,\mu'' - \gamma\,0 + \delta\,0$$

$$= 1 + 0,01\,\mu + 0,001\,\mu' + 0,0001\,\mu'' + (\delta - \gamma)\,0.$$

ce qui signifie que pour avoir d_{15}^{15}, il faut au résultat brut

urométrique ou aréothermique ajouter le produit du coefficient de dilatation *apparent* ($\delta - \gamma$) de l'urine par la différence δ, positive ou négative, entre t° et 15°.

2° ÉTUDE EXPÉRIMENTALE DE LA VARIATION DE LA DENSITÉ DE L'URINE EN FONCTION DE LA TEMPÉRATURE ENTRE 0" ET 35".

J'ai opéré par la méthode du flacon.

Toutes les pesées ont été faites avec une balance Becker's
Sons, de haute précision, série 4 n° 22, par substitution, sous
une charge constante de 100 grammes et après un séjour de
trente minutes dans la cage de la balance desséchée par
$CaCl^2$.

L'affleurement du liquide dans le picnomètre a été chaque
fois déterminé après trente minutes d'exposition dans une
grande masse d'eau maintenue soigneusement, à $0^\circ,1$ près, à
la température voulue.

Le flacon dont je me suis servi mesurait 50^{cc} à la température de 28°. C'est un flacon tel que ceux dont on sert officiel·
lement en Allemagne pour la détermination de la richesse
alcoolique du vin (1).

Tout d'abord j'ai mesuré les capacités de mon picnomètre
en fonction de la température entre 0° et 100°. Pour cela, j'ai
pris, à diverses températures, à 0,1 milligramme près, les poids
d'H^2O le remplissant jusqu'au trait d'affleurement. Des poids
trouvés p', j'ai déduit les volumes v correspondants, en appli-
quant la formule :

$$p' \left(\frac{1 - 0.0012}{8.4} \right) = v\,(c - 0{,}0012)$$

---

(1) Dr Karl Windisch, *Die chemische Untersuchung und Beurtheilung des Weines*, S. 48.

e étant la densité de l'eau à la température de l'expérience. J'ai d'ailleurs pris pour e les valeurs calculées par Rosetti, d'après ses propres expériences et celles de Kopp, Despretz, Hagen et Matthiesen (1).

Les poids trouvés p' et les volumes calculés v sont consignés dans la deuxième et dans la troisième colonne de la table suivante. La première colonne, marquée t, indique les températures correspondantes.

t	p'	v	t	p'	v
	grammes	centim. cubes		grammes	centim. cubes
0°	49.90835	49.967	38.4	49.6044	50.009
12	49.902	49.978	39.4	49.5871	50.01
14.7	49.8907	49.983	40	49.599	50.036
15.4	49.8850	49.983	41	49.5651	50.015
15.6	49.8848	49.982	45.4	49.4809	50.023
17.5	49.8735	49.989	60	49.1716	50.056
18	49.8685	49.989	81.5	48.582	50.0872
25.2	49.798	49.998	99.8	47.9858	50.105
35	49.6612	50.005			

Sur une feuille de papier millimétriquement quadrillée, j'ai ensuite tracé le graphique de ces résultats, en portant les températures en abscisses et les volumes en ordonnées. Dans ce graphique, les extrémités des ordonnées se sont très sensiblement trouvées sur une droite faisant avec l'axe des températures un angle α tel que

$$tg\ \alpha = \frac{dv}{dt} = 0{,}0014$$

d'où, pour le coefficient de dilatation cubique γ du verre constituant la matière du picnomètre.

$$\gamma = \frac{dv}{v\ dt} = \frac{0.0014}{49.9615} = 0.000028.$$

La table suivante donne les valeurs de v, déduites du gra-

---

(1) Lehrbuch, *Der Physik und Metereologie*, von *J. Muller, L. Pfaundler, viertes Buch*, S. 82, 83. — 1878.

phique précédent, par interpolation, pour toutes les températures, par degrés, entre 0° et 35°.

t	v	t	v	t	v	t	v
0	49.962	9	49.974	18	49 987	27	49.999
1	49.963	10	49.976	19	49.988	28	50.001
2	49.964	11	49.977	20	49.990	29	50.002
3	49.966	12	49.978	21	49.991	30	50.004
4	49.967	13	49.980	22	49.992	31	50 005
5	49.969	14	49.981	23	49.994	32	50.006
6	49.970	15	49.983	24	49.995	33	50.008
7	49.971	16	49 984	25	49.997	34	50.009
8	49.973	17	49.985	26	49.998	35	50.011

Grâce à cette table, la détermination d'une densité ne nécessite plus, au point de vue expérimental, qu'une pesée. Celle-ci faisant connaître le poids p d'un volume connu d'urine à $t°$, on a :

$$p\left(1 - \frac{0.0012}{8.4}\right) = vx - 0{,}0012\, v$$

d'où :

$$x = \frac{p}{v}\,(1 - 0{,}0001428) + 0{,}0012$$

ou, avec une approximation suffisante :

$$x = \frac{p}{v} + 0{,}001057.$$

Il suffit donc, pour avoir d_4^t, de diviser le poids p d'urine qui remplit le flacon à $t°$ par la capacité de ce dernier à la même température et d'ajouter au quotient le nombre 0,001057.

Comme v diffère très peu de 50, on facilite le calcul en multipliant par 0,02 les deux termes du rapport $\frac{p}{v}$, et en remplaçant ensuite 0,02 v, qui est très peu différent de 1, par 1-ε, ε étant le complément de 0,02 v, cela donne :

$$\frac{p}{v} = \frac{2\,p}{1\text{-}\varepsilon} = 2\,p\,(1 + \varepsilon)$$

ou, avec une approximation suffisante, $2\,p$ ne différant pas trop de 1,

$$\frac{p}{v} = 2\,p + \varepsilon$$

par suite,

$$d_4^t = 2\,p + \varepsilon + 0,001057$$

ou, après addition du nombre $0,00086$,

$$d_{45}^t = 2\,p + \varepsilon + 0,001917$$

En procédant de la sorte sur 15 urines occupant des degrés divers dans l'échelle des densités, j'ai expérimentalement déterminé, pour chacune d'elles, huit densités à des températures croissant par 5° entre 0° et 35°.

Les résultats de ces expériences, exprimés en d_{15}^t sont consignés dans la table ci-après :

$t=$	1°	5°	10°	15°	20°	25°	30°	35°
Urines	d_{15}^{0}	d_{15}^{5}	d_{15}^{10}	d_{15}^{15}	d_{15}^{20}	d_{15}^{25}	d_{15}^{30}	d_{15}^{35}
I	1.00999	1.00985	1.00910	1.00850	1 00740	1.00597	1 00745	1.00265
II	1.01111	1.01096	1.01016	1.00967	1.00854	1.00711	1 00540	1.00354
III	1.01140	1 01122	1.01072	1.00992	1.00880	1.00735	1.0056	1.00377
IV	1.01793	1.01773	1.01719	1.01650	1.01535	1 01391	1.01235	1.01053
V	1.021748	1.02149	1.020782	1.019914	1 018742	1.01730	1.01570	1.01386
VI	1.02175	1.02144	1.02079	1.019914	1.01874	1.01730	1 01571	1 01387
VII	1 02295	1.02279	1.02201	1.02129	1.02011	1.01865	1.01708	1.01523
VIII	1.02305	1.02275	1.02199	1.02118	1 01980	1.01835	1 01678	1.01492
IX	1.02456	1.02426	1.02352	1.02276	1.02120	1.01946	1 01788	1.01599
X	1.02515	1.20485	1.02420	1.02319	1.02197	1.02049	1.0188	1.01701
XI	1.02710	1.02679	1.02614	1.02522	1.02399	1.02251	1.02103	1.01914
XII	1.02984	1.02940	1.02833	1.02753	1.02652	1.02501	1 02344	1.02161
XIII	1 03257	1.03230	1.03136	1.03056	1.02930	1.02781	1 02521	1 02429
XIV	1.04624	1.04561	1.04463	1.04371	1.04237	1.04081	1.03916	1.03736
XV	1.07087	1 07022	1.06912	1.06781	1.06635	1.06473	1.06301	1.06084

Les urines X, XI, XII, XIII, XIV étaient des urines diabétiques. L'urine XV était une urine normale à laquelle j'avais ajouté de la glucose.

— 23 —

J'ai construit le graphique de ces résultats expérimentaux, en portant les températures en abscisses et les densités en ordonnées, puis, procédant par interpolation, j'ai dressé la table suivante, qui fournit aisément le nombre $\delta\theta$ à ajouter ou à retrancher à la densité de d_{15}^{t}, pour la transformer en densité d_{15}^{15} pour des valeurs de d_{15}^{t} comprises entre 1 et 1,06.

La valeur numérique de $\delta\theta$ qui convient à chaque cas particulier se trouve au point où la verticale passant par le

$d_{15}^{t} =$		1.00	1.005	1.010	1.015	1.020	1.025	1.030	1.035	1.040	1.045	1.050	1.055	1.060
t							$\delta\theta = 0.00$							
0°	−	071	113	145	160	175	190	205	220	235	250	265	280	295
1		078	113	143	157	171	185	199	213	227	241	255	269	283
2		081	113	140	153	166	179	192	205	218	231	242	255	268
3		083	112	137	149	161	173	185	197	209	221	233	245	257
4		084	110	134	145	156	167	178	189	200	211	222	233	244
5		083	108	130	140	150	160	170	180	190	200	210	220	230
6		081	104	123	132	141	150	159	168	177	186	195	204	213
7		077	099	114	122	130	138	146	154	162	170	178	186	194
8		073	091	105	112	119	126	133	140	147	154	161	168	175
9		067	082	096	102	108	114	120	126	132	138	144	150	156
10		059	070	080	085	090	095	100	105	110	115	120	125	130
11		050	058	064	068	072	076	080	084	088	092	095	100	104
12		039	044	048	051	054	057	060	063	066	069	072	075	078
13		027	030	032	034	036	038	040	042	044	046	048	050	052
14		011	015	016	017	018	019	020	021	022	023	024	025	026
15		000	000	000	000	000	000	000	000	000	000	000	000	000
16	+	016	017	018	019	020	021	022	023	024	025	026	027	028
17		032	040	042	043	044	045	047	049	050	052	053	055	056
18		051	061	063	065	067	070	072	074	076	079	081	083	085
19		070	086	089	092	094	097	099	103	105	108	110	111	117
20		091	100	112	115	119	122	126	129	132	136	139	142	146
21		111	137	140	143	147	151	154	158	161	165	167	171	175
22		133	163	167	171	175	178	183	187	190	194	198	202	206
23		156	192	196	200	204	208	212	216	220	224	228	232	236
24		180	223	226	230	234	238	242	245	249	253	257	260	264
25		201	250	255	260	265	270	275	280	285	290	295	300	305
26		230	281	286	291	296	301	306	311	316	321	326	331	336
27		256	312	318	323	328	333	338	343	348	353	358	363	368
28		283	341	347	355	362	369	376	381	388	395	401	408	415
29		311	369	375	382	389	396	403	410	417	424	431	438	445
30		340	401	408	415	421	428	435	442	449	456	463	470	477
31		369	435	442	449	456	463	470	477	485	492	499	506	513
32		399	467	475	483	491	499	507	515	523	531	539	547	555
33		431	510	518	526	534	542	550	558	566	574	582	590	598
34		464	548	556	564	572	580	588	596	605	613	621	630	638
35		498	577	587	597	607	617	627	638	648	658	669	679	686

nombre qui représente $d^{\,1}_{15}$ rencontre l'horizontale passant par le nombre qui représente t.

Les signes — et + de la 2me colonne verticale signifient que la correction est soustractive pour les températures comprises entre 0° et 15°, et additive pour les températures comprises entre 15° et 35°.

En combinant ensuite cette table avec celle des valeurs de $\gamma\,\theta$ (p. 18), j'ai dressé la table ci-après des valeurs de $(\vartheta - \gamma)\,\theta$ pour permettre de ramener à la température de 15° une den-

N =		1.000	1.005	1.010	1.015	1.020	1.025	1.030	1.035	1.040	1.045	1.050	1.055	1.060
t		$(\vartheta - \gamma)\,\theta = 0.00$												
0	—	03	08	11	12	14	15	17	18	20	21	23	24	26
1		04	08	11	12	14	15	16	18	19	21	22	23	25
2		05	08	11	12	13	15	16	17	19	20	21	22	24
3		05	08	11	12	13	14	16	17	18	19	20	21	23
4		06	08	11	12	13	14	15	16	17	18	19	20	22
5		06	08	10	12	13	14	15	16	16	17	18	19	20
6		06	08	10	11	12	13	14	15	15	16	17	18	19
7		06	08	09	10	11	12	13	13	14	15	16	17	17
8		06	07	09	09	10	11	12	12	13	14	14	15	16
9		05	07	08	09	09	10	11	11	12	12	13	13	14
10		05	06	07	07	08	08	09	09	10	10	11	11	12
11		04	05	65	06	06	07	07	07	08	08	09	09	09
12		03	04	04	05	05	05	05	06	06	06	06	07	07
13		02	02	02	03	03	03	04	04	04	04	04	05	05
14		01	01	01	01	02	02	02	02	02	02	02	02	02
15		00	00	00	00	00	00	00	00	00	00	00	00	00
16	+	01	01	02	02	02	02	02	02	02	02	02	02	03
17		03	03	04	04	04	04	04	04	05	05	05	05	05
18		04	05	06	06	06	06	06	07	07	07	07	08	08
19		06	08	08	08	08	09	09	09	10	10	10	10	11
20		08	10	10	10	10	11	11	12	12	12	13	13	13
21		10	12	13	13	13	14	14	14	15	15	15	16	16
22		12	15	15	16	16	16	17	17	17	18	18	19	19
23		14	17	18	18	18	19	19	20	20	20	21	21	22
24		16	20	20	21	21	22	22	22	23	23	24	24	25
25		18	22	23	23	24	25	25	25	26	26	27	27	28
26		20	25	26	26	27	27	28	26	29	29	29	30	31
27		23	28	29	29	30	30	31	32	32	32	33	33	34
28		25	31	31	32	33	34	34	35	35	36	36	37	38
29		28	33	34	35	35	36	37	38	39	39	40	40	41
30		30	36	37	38	38	39	40	41	41	42	43	43	44
31		33	39	40	41	42	42	43	44	44	45	46	47	47
32		36	42	43	44	45	46	46	47	48	49	50	50	51
33		39	46	47	48	49	50	51	51	52	53	54	54	55
34		42	50	51	52	52	53	54	55	56	57	58	58	59
35		45	53	54	55	56	57	58	59	60	61	62	63	64

sité prise à une température t entre 0° et 35° au moyen de l'uromètre ou de la balance aréothermique.

La rangée horizontale supérieure, marquée N, représente 13 résultats bruts d'observations urométriques ou aréothermiques. La première colonne verticale, marquée t, représente la température au moment de l'observation ; la deuxième colonne verticale par les signes — et +, indique que la correction est soustractive de 0° à 15° et additive de 15° à 35°. Les colonnes verticales suivantes donnent les valeurs numériques de $(\delta - \gamma)\,\theta$.

Pour chaque observation particulière, la valeur de la correction se trouve au point où l'horizontale, passant par le nombre qui indique la valeur actuelle de t, rencontre la verticale passant par le nombre qui indique la valeur actuelle de N.

Exemples :

1° L'uromètre marque   1.025
  Le thermomètre marque   5°.
  La correction est   0.0014

$$d_{15}^{15} = 1{,}025 - 0{,}0014 = 1{,}0236$$

2° La balance aréothermique donne 1020
  Le thermomètre marque   30°
  La correction est   0.0038

$$d_{15}^{15} = 1{,}020 + 0{,}0038 = 1{,}0238$$

Pour soumettre ce tableau au contrôle de l'expérience, j'ai déterminé, à des températures diverses, des densités d_{15}^{t}, tantôt par l'uromètre, tantôt par la balance aréothermique, avec l'aide de la table de la p. 22, sur cinq urines pour chacune desquelles j'avais au préalable mesuré d_{15}^{15} au moyen du picnomètre.

Dans ces expériences, je me suis servi d'un viseur pour faire les lectures urométriques, après avoir eu soin de placer derrière l'éprouvette qui contenait l'urine à essayer un carton présentant une moitié noire et une moitié blanche séparées par une ligne horizontale qui se trouvait un peu plus bas que la surface libre du liquide.

Les résultats *trouvés* sont consignés dans la table suivante. J'y ai joint les résultats *calculés* au moyen de la table qui précède. La comparaison montre une concordance aussi satisfaisante que possible.

$d_{15}^{15}=$	10112		10139		10164		10197		10256	
	d_{15}^{t}									
t	trouvé	calculé	trouvé	calculé	trouvé	calculé	trouvé	calculé	trouvé	calculé
8	1012	10121	1015	10148	10175	10173	.....	.....	1027	10267
11	.....	.....	10145	10146	.....	.....	1020	10203	.....	.....
12	1011	1011	.....	.....	1017	1017	.....	.....	1026	10261
17	.....	.....	10137	10135	.....	.....	10192	10195	1025	10252
18	.....	.....	.....	.....	1016	10158	.....	.....	.....	.....
19	.....	.....	.....	.....	.....	.....	1019	10189	.....	.....
20	1010	1010	.....	.....	.....	.....	.....	.....	10247	10245
21	.....	.....	10125	10126	.....	.....	.....	.....	.....	.....
22	.....	.....	.....	.....	1015	10148	.....	.....	.....	.....
23	.....	.....	.....	.....	.....	.....	1018	10179	.....	.....
24	1009	10092	.....	.....	.....	.....	.....	.....	10235	10231
25	.....	.....	10115	10116	.....	.....	10172	10173	.....	.....
26	.....	.....	.....	.....	1014	10138	.....	.....	.....	.....
27	.....	.....	1011	1011	.....	.....	.....	.....	.....	.....
30	10072	10075	.....	.....	.....	.....	1017	10167	1022	10217
32	.....	.....	1010	10095	.....	.....	1015	10152	.....	.....
34	.....	.....	.....	.....	10115	10114	.....	.....	10205	1203

3° DESCRIPTION ET CRITIQUE DU PROCÉDÉ UROMÉTRIQUE. — UROMÈTRE A POIDS DE LOHNSTEIN.

Description. — Le procédé urométrique est celui que l'on emploie le plus couramment pour prendre la densité de l'urine. Mais il est essentiel, cela va sans dire, de ne faire usage que

d'instruments qu'un contrôle sérieux a montré irréprochables.
Ceux de Niemann m'ont donné toute satisfaction ; ils sont
généralement disposés, les uns pour les densités allant de
1000 à 1020, les autres pour les densités allant de 1020 à
1040 ; les divisions sont convenablement espacées ; des traits
noirs indiquent le chiffre des millièmes, et des traits rouges
les demi-millièmes ; on peut, à vue d'œil, apprécier les quarts
de divisions. La partie renflée porte un thermomètre dont le
réservoir sert de lest à l'uromètre.

La manipulation exige certains soins. Les voici résumés :
Opérer à l'abri de toute vapeur pouvant influencer la pression
moléculaire de l'urine. Choisir une éprouvette à parois lisses
et transparentes, bien cylindriques, d'un diamètre au moins
double du plus grand diamètre de l'uromètre ; la remplir de
telle sorte qu'après immersion de l'uromètre, le niveau de
l'urine reste encore à quelques centimètres au-dessous des
bords ; la placer sur une surface horizontale. Saisir alors par
le sommet de la tige l'uromètre, qui doit toujours être parfaitement propre à immerger doucement dans l'urine. Enlever
soigneusement, à l'aide de papier buvard, la mousse autour
de la tige de l'aéromètre et des parois de l'éprouvette. Lire à
l'œil nu ou à la loupe le point d'affleurement déterminé par la
ligne suivant laquelle la surface horizontale de l'urine coupe
la tige de l'uromètre.

La lecture directe du point d'affleurement est gênée par le
ménisque que la capillarité détermine autour de la tige de
l'uromètre. Mais on tourne la difficulté et on arrive à obtenir
exactement la ligne d'intersection cherchée en utilisant un
point de repère que fournit le bourrelet capillaire lui-même
quand on regarde le niveau de l'urine un peu obliquement et
de bas en haut. On aperçoit, en effet, dans ces conditions,
vers le milieu de la surface libre du liquide, de forme ellipti-
que, juste au-dessus du ménisque, tout autour de la tige de

l'uromètre, une petite ellipse qui, pour une position convenable de l'œil, se change en un trait transversal, parfaitement net. On place l'œil de manière à bien distinguer ce trait et on lit la division densimétrique correspondante N.

En cas de non-coïncidence exacte, on apprécie à vue d'œil la distance entre le trait de repère et la division la plus voisine.

$$N \dots\dots\dots\dots\dots \text{ est la dens. relative appar. à } t^\circ$$

$$N - \gamma\theta \dots\dots\dots\dots \quad - \quad - \quad \text{vraie} \quad - \rightarrow d\,{}^{t}_{15}$$

$$N + (\delta - \gamma)\,\theta \dots\dots\dots \quad - \quad - \quad - \quad 15^\circ \rightarrow d\,{}^{15}_{15}$$

$$N + (\delta - \gamma)\,\theta - 0{,}00086 \dots \quad - \quad \text{réelle} \quad - \quad 15^\circ \rightarrow d\,{}^{15}_{4}$$

Critique. — Les indications qui précèdent reposent sur l'hypothèse que l'équation :

$$p = vx$$

représente toutes les conditions d'équilibre de l'uromètre flottant dans une urine de densité x à la température de 15°. Or, il n'en est pas rigoureusement ainsi, puisque l'équation qui précède ne tient aucun compte de l'action perturbatrice due à la capillarité.

On sait :

1° Que dans la zone du ménisque une molécule liquide est soumise, de bas en haut, à la somme H des actions de la pesanteur et des composantes verticales C cos 45° de la cohésion C ; latéralement, aux composantes horizontales 2 A cos 45° de l'adhésion A et aux composantes contraires C cos 45° de la cohésion, soit à la force (2 A — C) cos 45° qui tend à rapprocher la molécule liquide de la tige de l'uromètre ; que la résultante R de ces forces verticales et horizontales a pour intensité :

$$\sqrt{\mathrm{H}^2 + (2\,\mathrm{A} - \mathrm{C})^2 \cos^2 45}$$

et pour direction une droite satisfaisant à l'équation :

$$\mathrm{tg}\ \alpha = \frac{(2\,\mathrm{A} - \mathrm{C})\cos 45}{\mathrm{H}}$$

que par suite, au contact de la paroi, R et α ont leur plus grande valeur, qu'à partir du contact R et α diminuent progressivement, et qu'à la distance de la tige où l'adhésion A cesse de se faire sentir, α égale zéro et R agit suivant la verticale ; qu'en conséquence la surface libre du liquide, pour être en tous points normale à R, doit former autour de la tige de l'uromètre un ménisque à concavité supérieure ;

2° Que la pression moléculaire qui a une certaine valeur P là où la surface libre du liquide est horizontale, a une valeur $p - \dfrac{k}{r}$ là où la surface présente une courbure de rayon r ;

3° Que le déficit de pression moléculaire $\dfrac{k}{r}$ dû à la concavité du ménisque, produit pour réaliser l'équilibre hydrostatique une ascension équivalente de l'urine le long de la tige de l'uromètre.

Or il est évident que le ménisque est comme appendu à la tige de l'uromètre dont le poids p se trouve augmenté d'autant.

L'équation d'équilibre de l'uromètre dans l'eau et dans une urine à 15° est donc, en tenant compte de l'action capillaire :

$$p = ue - \frac{k}{r} = vx - \frac{k'}{r'}$$

d'où :

$$\frac{x}{e} = \frac{u}{v} + \frac{1}{ve}\left(\frac{k'}{r'} - \frac{k}{r}\right) ;$$

la graduation de l'uromètre basée sur l'équation

$$\frac{x}{e} = \frac{u}{v}$$

ne serait donc exacte qu'à la condition que

$$\frac{k'}{r'} - \frac{k}{r} = 0$$

c'est-à-dire, que le déficit de pression moléculaire dû au ménisque adhérent à la tige urométrique serait le même pour l'eau et pour toute urine de composition qualitative et quantitative quelconque. Cette condition ne saurait réellement exister, et on n'a d'ailleurs pas ici, comme pour l'alcoomètre, le moyen de vaincre la difficulté en déterminant, par autant d'expériences distinctes, un nombre suffisant de points de la graduation.

C'est que deux mélanges d'alcool et d'eau, par cela seul qu'ils ont même densité, sont forcément identiques dans toutes leurs autres propriétés, ont donc même composition, même valeur numérique pour le terme $\frac{k}{r}$, et doivent donc affleurer à la même division de l'alcoomètre.

Mais deux urines qui ont même densité ne sont pas pour cela forcément identiques pour tout le reste, n'ont pas pour cela forcément même composition, partant même valeur numérique pour le terme $\frac{k}{r}$ et partant ne marquent pas forcément même degré à l'uromètre.

Par conséquent, l'erreur due à la capillarité ne saurait jamais être absolument éliminée des observations urométriques. Mais cette erreur, cependant, ne sera jamais ici du même ordre de grandeur que celle qui intervient quand on emploie, en général, un même densimètre pour des liquides quelconques. L'erreur due à la capillarité peut, dans ce cas, suivant Duclaux, affecter le chiffre des centièmes.

Toujours est-il que l'influence du terme $\frac{k}{r}$ impose une limite à la sensibilité de l'uromètre, comme à celle de tout aréomètre analogue qu'il serait puéril de vouloir rendre en quelque sorte indéfiniment sensible en diminuant le diamètre de la tige.

Les influences diverses qui peuvent affecter le terme $\dfrac{k}{r}$ sans même affecter sensiblement la densité de l'urine, expliquent l'importance qu'il y a à tenir toujours l'uromètre et l'éprouvette excessivement propres, à éviter de toucher avec les doigts la partie graduée de la tige, à opérer loin des acides volatils et à se prémunir contre les erreurs qui peuvent résulter de l'emploi de certaines substances (chloroforme, thymol, etc.) pour la conservation des liquides en attendant l'analyse.

Uromètre à poids de Th. Lohnstein. — En vue d'éliminer l'erreur capillaire, le D^r Th. Lohnstein a imaginé un uromètre à poids (Gewichts-urometer) dans lequel la manipulation a pour terme la disparition de tout ménisque et la formation d'une surface libre absolument plane autour de la tige de l'instrument.

C'est, en quelque sorte, un uromètre dont la tige, à 20^{mm} de la partie renflée, aurait été coupée par une section droite parfaitement nette, polie et à bords tranchants. Une tige métallique de 16^{mm}, fixée au moyen d'ébonite, dans la courte tige de verre, s'élève suivant l'axe de l'instrument et se termine par un petit plateau, également métallique, de 25^{mm} de diamètre. L'ébonite forme avec les bords du tube de verre un petit disque parfaitement plan, du centre duquel émerge la tige portant le plateau.

L'appareil a environ 15^{cm} de longueur totale. Il est lesté de manière à ce que, plongé à la température de 15° dans un liquide ayant pour densité 1 (solution de Na Cl à 0,12 pour 100), il ait tout son petit disque de verre-ébonite sur un plan exactement horizontal avec la surface libre du liquide, sans aucune apparence de ménisque.

Dans un liquide de densité plus grande, l'affleurement a lieu en un point inférieur au précédent, sur la petite tige de verre ;

il y a alors autour de celle-ci, comme à l'ordinaire, un ménisque à concavité supérieure.

On charge le petit plateau de poids marqués exactement
suffisants pour amener la disparition exacte de tout indice de
ménisque. La somme de ces poids représente la partie décimale de la densité ; il suffit de faire précéder de l'unité cette
partie décimale, pour avoir la densité elle-même.

Les poids qui accompagnent l'uromètre forment les trois
séries suivantes :

1re série	0.05	0.02	0.02	0.01
2e —	0.005	0.002	0.002	0.001
3° —	0.0005	0.0002	0.0002	0.0001

Soit, à 15°, une urine de densité d^{15}_4 égale à 1,0465.

Pour amener le liquide et le disque sur un plan horizontal
unique, il aura fallu déposer sur le plateau :

Le 2° et le 3e poids de la 1re série, soit 0,02 $+$ 0,02 $=$ 0,04

1er — 4e — 2e — — 0,005 $+$ 0,001 $=$ 0,006

1^{ot} — 3e — — 0,0005

Total.......... 0,0465

d'où................. $d^{15}_4 = 1 + 0,0465 = 1,0465$

Si la température eut été t au lieu de 15, il y eut eu à
ajouter le terme correctif $(\delta - \gamma)\theta$ (table p. 24) pour transformer
la densité brute en densité d^{15}_4

Le niveau du liquide dans l'éprouvette doit être tel que
l'extrémité inférieure de l'uromètre ne soit qu'à 1 ou 2^{mm} du
fond du vase. On évite par là l'irruption du liquide par dessus
le petit disque par suite d'une surcharge accidentelle du pla-

teau. Un trait gravé sur l'éprouvette indique la quantité de liquide à employer.

L'uromètre de Lohnstein m'a donné de bons résultats. La dextérité nécessaire à sa manipulation s'acquiert vite. Son principal avantage est de dispenser d'une balance de précision; mais, dans un laboratoire outillé, il est plus précis et presque tout aussi rapide de recourir au procédé du picnomètre.

4° DÉDUCTION A TIRER DE LA DENSITÉ

A. — *Urine normale*

Quand il n'y a pas de principes anormaux, la densité de l'urine est surtout sous la dépendance des proportions relatives d'eau, d'urée et de chlorure de sodium.

Influence de NaCl. — D'après les tables de Gerlach, une variation de 0,001 dans la densité à 15° des solutions de NaCl correspond à une variation de 0,138 dans le tant pour 100 de sel dissous.

D'où, pour représenter le tant pour cent Q d'une solution aqueuse de NaCl en fonction de sa densité à 15° l'expression

$$Q = 138 (d - 1)$$

Influence de CH^4Az^2O. — Pour déterminer cette influence, j'ai commencé par établir la courbe des densités des solutions aqueuses d'urée en fonction des concentrations. Pour cela, j'ai pris les densités de cinq solutions de concentrations différentes. J'ai opéré à la température de 25°. Les résultats sont consignés dans la table de la page suivante.

J'ai porté sur un papier millimétriquement quadrillé, les densités en abscisses et les tant pour cent d'urée, c (tant

EXPÉRIENCES	d^{25}_{4}	GRAMMES D'URÉE DANS	
		100 grammes	100 centimètr. cubes
I	1.056265	22.1805	23.4245
II	1.036851	15.0639	15.6190
III	1.023943	10.1692	10.4127
IV	1.017355	7.7786	7.8095
V	1.010617	5.1516	5.2063

pour 100 ^{cc}) en ordonnées. J'ai joint les extrémités des ordonnées et obtenu ainsi une droite répondant à l'équation :

$$tg\ \alpha = \frac{c - c'}{d' - d'} = 399$$

Une variation de 0,001 dans la densité correspond donc à une variation de 0,399 dans le procédé d'urée contenu dans 100^{cc} de solution.

De là, pour exprimer la concentration c d'une solution aqueuse d'urée en fonction de sa densité à 25°, la relation :

$$c = 399\ (d - 1)$$

D'après Bourget (1), quand il n'y a ni sucre, ni albumine, ni diminution anormale de NaCl :

Une densité de		accuse environ	
1014	1	d'urée dans 100 d'urine	
1020 à 1024	2 à 2,5	—	—
1028 à 1030	3	—	—

En d'autres termes, le nombre formé par le chiffre des centièmes et par le chiffre des millièmes de la densité représenterait approximativement le poids en grammes d'urée par litre d'urine.

La table suivante résume mes expériences personnelles en ce qui concerne Alger.

---

(1) *Manuel de chimie clinique*, p. 5.

URINE de 24 heures	DENSITÉ A 15°	URÉE	
		PAR LITRE	PAR 24 HEURES
1310 cm³	1.0226	18.411	24.118
865	1.0246	26.025	22.466
1900	1.0120	10.060	19 113
1250	1.0185	12 664	15.835
1145	1.0135	13 720	15 709
870	1.0220	20.087	17.476
460	1.0210	21.869	13.917
815	1 0230	25.078	20.438
766	1.0189	22.287	18.072
750	1.0194	23.573	17.679
643	1.0135	18.650	11.993
2560	1.0167	9.313	23.841
1010	1.0246	23.170	23.404
2000	1.0145	10.857	21.714
1500	1.0130	11.059	16.588
990	1.0177	17.936	17.757
1050	1 0298	21 671	22.754
1480	1 0200	13.800	20.420
1935	1.0169	15.173	29.360
935	1.0228	20.720	32.500
1740	1 0260	35.550	61.857
1050	1.0216	16.210	17.040
1360	1.0190	14.590	19.842
950	1.0224	24.150	22.945
1510	1.0091	12.320	18.603
640	1.0288	26.766	17.120
915	1.0130	8.010	8.754
1067	1.0236	22.200	22.830
1496	1 0195	14.880	22.320
1200	1.0200	14 200	17.040
1738	1.0197	16.790	29.210
950	1 0200	21 930	20.830
960	1.0185	19.970	20 800
1750	1.0161	15.200	26.460
3500	1.0076	3.900	13.650
1050	1.0185	19.133	20.140
1500	1.0170	15.730	23.580
530	1.0310	34.600	18.340
1500	1.0177	17.260	25.890
1180	1.0263	13.866	16.360
1260	1 0240	21.290	26.500
1500	1 0180	16 874	25.311
3000	1.0050	5.470	16.410
2890	1.0160	16.170	48.510
950	1.0270	27.900	26.500
1150	1.0159	17 990	20 699
1575	1.0175	18.184	28.640
950	1 0225	22.920	21 972
1500	1.0236	22.987	34 481
3015	1.0077	4.154	12.524
1000	1 0254	17.880	17.880
1135	1.0088	5.240	5.950
1750	1.0133	12 650	22.138
1500	1.0197	15.529	23.294
1500	1.0220	20.719	31.078
1210	1.0150	12.285	14.865
1010	1.0275	26.344	26.389
770	1 0200	12.685	9.967
1500	1 0159	12.321	18.484
1558	1.0175	13.618	21.108
865	1.0246	26.025	22.466

Moyennes

| 1314 | 1.019 | 17.441 | 21.598 |

On voit, par là, qu'en ce qui concerne Alger, comme moyenne de soixante-deux expériences portant sur des adultes de diverses races, le nombre formé par le chiffre des centièmes et par le chiffre des millièmes de la densité est intermédiaire, à deux unités près, entre le poids en grammes d'urée par litre et le poids en grammes d'urée par vingt-quatre heures.

B. — *Urines glucosiques*

D'après les tables de Windisch (1), une variation de 0,26 dans le tant pour 100 de glucose fait varier de 0,001 la densité des solutions aqueuses de cette substance.

Si donc il était permis de considérer une urine diabétique, de densité D, comme une urine normale de densité d connue d'avance, simplement additionnée de x gr. pour 1000 de glucose, on aurait:

$$x = \frac{(D - d)\,2.6}{0.001} = (D - d)\,2,600$$

Mais, comme il y a forcément ici une incertitude sur la valeur numérique de d, on a cherché à tourner la difficulté en détruisant le sucre par la fermentation alcoolique : on additionne donc l'urine d'un peu de levure pure ; on laisse fermenter un temps suffisant (de six à vingt-quatre heures) à une température voisine de 25° ; puis, dès que le liquide est devenu clair, après dépôt de la levure au fond du vase, on en prend la densité d. Il est bon de recourir, pour cela, au picnomètre ou à l'uromètre de Lohnstein.

L'uromètre ordinaire ne saurait être recommandé à cause du changement qui est sûrement survenu dans la pression

---

(1) Taffel zur Ermittelung des Zuckergehaltes Wässeriger Zuckerlösungen aus der Dichte bei 15°.

moléculaire du liquide par suite de la présence des produits
de la fermentation. Comme, du reste, ces produits ne sont
pas sans une certaine influence sur la densité elle-même, on
a cherché à tenir compte de la perturbation qu'ils causent en
substituant, dans la formule ci-dessus, au coefficient 2600
le coefficient empirique 2190.

Je n'ai fait aucune vérification expérimentale de cette
méthode qui, d'après les recherches de Neubauer, serait aussi
exacte que les autres (1).

Pour calculer approximativement, en fonction de la densité d, la quantité de glucose contenue dans les urines de
vingt-quatre heures, Bouchardat (2) a proposé, au début de
la maladie, la formule:

$$2000 \ (d - 1) \ n - 50$$

puis, quand le traitement étant commencé, il se produit une
plus grande quantité d'urée :

$$2000 \ (d - 1) \ n - 60$$

Dans la table de la page suivante j'ai réuni sur ce point,
à titre comparatif, les résultats de vingt-quatre observations personnelles; la glucose a été dosée par voie polarimé-
trique.

La comparaison entre les résultats trouvés expérimentalement et les résultats calculés d'après la formule de Bouchardat montre sans doute des divergences quelquefois notables
quand on considère isolément chaque expérience ; mais, dans
l'ensemble des vingt-quatre expériences, il s'est établi une
compensation telle que les deux résultats concordent à une
unité près.

---

(1) *De l'urine et des sédiments urinaires.* — Traduction française par L. Gautier, 1877, p. 269.

(2) *De la glycosurie,* p. xxiv, Paris, 1875.

URINE DE 24 HEURES	DENSITÉ	GLUCOSE	
		PAR 24 HEURES	CALCULÉE D'APRÈS (1)
1260 cm3	1.0294	10.975	24.088
1480	1.0312	46.624	42.352
3000	1.0271	101.331	112.600
4250	1.0380	255.100	273.000
1090	1.0307	4.937	16.926
3500	1.0320	183.750	174.000
930	1.0270	4.787	—11.5
1990	1.0161	6.146	14.078
8500	1.0367	662.680	573 900
1590	1.0203	3 220	14 554
1600	1.0230	3.294	23 600
2000	1.0330	115.425	82 000
2850	1.0150	3.465	35.500
2930	1.0240	83.287	90.640
2715	1.0350	157.400	140.050
1304	1.0210	11.599	4.768
1546	1.0237	31.303	23.280
1600	1.0231	3.294	23.920
1166	1.0260	2.400	10.632
2560	1.0195	34.263	45.860
1295	1.0298	8.748	27.180
2500	1.0271	112.215	85.500
1540	1.0360	48 600	61.020
3000	1.0365	185.000	169.000
Moyennes			
2341 cm3	1.0272	86 66	85.71

C. — URINES ALBUMINEUSES

Diverses formules ont été proposées pour calculer la proportion d'albumine des urines albumineuses en fonction de leurs densités.

Celles de Lang, Hœbler, Bornhardt (1), basées sur la différence entre la densité D de l'urine avant et la densité d de l'urine après l'élimination de l'albumine par la chaleur, sont de la forme :

$$x = (D - d) k$$

(1) *Zeitsch. f. analyt. chem.*, VII, 510 ; IX, 149.

où le coefficient k égale 2100 d'après Hœbler et 4150 d'après Bornhardt.

Je n'ai pas soumis ces coefficients au contrôle de l'expérience; mais d'après les recherches de Neubauer (1) confirmées par celles de Stscherlakoff et Schmojakoff (2), le premier serait absolument faux, et le second, même en procédant avec le plus grand soin, ne donnerait des résultats passables que si l'urine ne renferme pas des quantités trop faibles d'albumine.

Rünneberg a indiqué la formule :

$$x = \frac{3}{8} (D - 1000) - 2,8$$

comme donnant à 0,001 près le poids en grammes d'albumine par litre d'urine !

M. Arm. Gautier (3) ne cite cette formule que sous les plus expresses réserves.

URINE DE 24 HEURES	D	x TROUVÉ	x CALCULÉ
613cc	1.0135	1.2	2.26
2560	1.0165	0.6	3.59
915	1.0138	0.78	2.3
1390	1.018	1.28	3.95
915	1.013	0.71	2.07
1164	1.0137	0.25	2.34
1590	1.015	0.65	2.83
1870	1.013	0.4	2.08
2930	1.024	0.185	6.2
2000	1.0097	2.28	1.34
455	1.023	2.4	5.82
2000	1.0112	0.25	1.4
1010	1.0275	0.25	8.4
Moyennes			
1495	1.0162	0.94	3.43

(1) *De l'urine et des sédiments urinaires*, 1877, p. 288.
(2) *Zeitsch. f. analyt. chem.*, IX, 537.
(3) *Cours de chimie*, 1892, III, p. 666.

Dans le tableau de la page précédente se trouvent consignés les résultats de treize expériences personnelles où l'albumine a été dosée par coagulation et pesée.

Que l'on considère les moyennes seules ou chaque expérience isolément, on voit que les résultats de mes dosages sont en désaccord constant avec les résultats déduits de la formule de Rünneberg.

CHAPITRE II

L'EXTRAIT URINAIRE

Sa relation avec la densité

1° L'EXTRAIT URINAIRE

Définition. — L'extrait urinaire est le résidu des matières primitivement dissoutes dans l'urine, après élimination de H_2O par évaporation et dessiccation.

Des transformations chimiques interviennent pendant cette opération.

Tant que durent en effet l'évaporation et la dessiccation à chaud, le phosphate monosodique détermine l'hydrolyse partielle, mais continue, de l'urée, d'où dégagement incessant de CO_2 et d'AzH_3, cette dernière substance étant sans doute d'abord fixée à l'état de phosphate sodo-ammonique que la chaleur dissout ensuite au fur et à mesure.

Il y a également perte de CO_2 par transformation des bicarbonates en carbonates neutres.

Aussi l'extrait trouvé n'est-il pas absolument l'extrait vrai, et sa quantité dépend-elle, à des degrés divers, de toutes les conditions de l'expérience; aussi faut-il, pour avoir des résultats rigoureusement comparables, s'efforcer de rendre ces conditions identiques dans toutes les expériences: aussi la définition de l'extrait urinaire doit-elle avoir forcément un certain caractère conventionnel.

L'évaporation peut avoir lieu à l'air libre ou dans un espace limité, à la pression ordinaire ou sous pression réduite, à la température ordinaire ou à une autre température, dans un vase quelconque ou dans un vase déterminé, sous une surface quelconque ou sous une surface déterminée, sur une quantité quelconque ou sur une quantité déterminée d'urine.

Dans un travail ultérieur, je me propose d'étudier isolément l'influence de chacune de ces conditions.

Conditions expérimentales. — Pour le moment, voici, bien spécifiées, les conditions sous lesquelles j'ai exécuté les déterminations qui font l'objet de la présente publication.

Ces conditions ne sont pas sans rappeler celles que Windisch a minutieusement décrites pour la détermination de l'extrait du vin (1).

J'opère, du reste, avec le matériel décrit par cet auteur (capsule de platine, étuve, etc.) (2).

La capsule de platine dont je me suis servi avait en effet 85^{mm} de diamètre, 20^{mm} de hauteur et environ 75^{cm3} de capacité.

Elle pesait exactement......................	21 gr.	8192
et pouvait être fermée par un couvercle pesant...	14,	0222
Ensemble.........	35,	8114

J'ai eu soin d'opérer sur un poids p d'urine susceptible de donner un poids p d'extrait ne dépassant pas 1 gram. 5, soit environ 25^{cm3} pour une urine de densité ordinaire, propor-

---

(1) Die chem. Untersuch u. Beurth d. Weines, S, 56 u. s. w.
(2) *Idem*. S. 59.

tionnellement, davantage pour une urine moins dense, moins pour une urine plus dense.

Je versais au moyen d'une pipette jaugée le liquide dans la capsule de platine ; je couvrais immédiatement celle-ci, et pesais le tout le plus rapidement possible. Le poids trouvé, diminué de 35,8414, donnait en grammes la valeur numérique de p.

Je portais la capsule dans l'étuve spéciale fonctionnant comme bain-marie, l'eau étant en pleine ébullition ; je la laissais une heure et demie ; puis je l'introduisais dans l'une des chambres de l'appareil, entourées sur cinq faces d'eau bouillante ou de vapeur d'eau, et fermées chacune, sur la sixième face, par une porte munie de quatre trous pour la circulation de l'air ; je l'y laissais quatre heures, je la retirais alors, la couvrais, la laissais refroidir dans l'exsicateur Dupré, puis la pesais rapidement. Le poids trouvé, diminué de 35,8414, me donnait la valeur numérique de ρ.

t	d^l_4	d^{15}_4	d^{15}_{15}	p	ρ	r	R	$\dfrac{r}{d^{15}_4-1}$	$\dfrac{r}{d^{15}_{15}-1}$	$\dfrac{R}{d^{15}_4-1}$	$\dfrac{R}{d^{15}_{15}-1}$
22°9	1.002279	1.004079	1.004939	125.334	1.2821	10.229	10.271	2501	2071	2518	2079
23.7	1.003103	1.005243	1.006103	24.8856	0.3351	13.466	13.537	2568	2206	2582	2218
24	1.006168	1.0077	1.008568	25.0456	0.4276	17.073	17.204	2217	2109	2233	2008
22.1	1.012685	1.014395	1.015255	25.2204	0.7734	30.666	31.107	2130	2010	2168	2039
22.2	1.017589	1.019329	1.020189	25.3536	1.0106	39.860	40.631	2062	1974	2102	2012
23.7	1.021089	1.023139	1.024299	25.1166	1.1983	47.146	48.251	2011	1932	2059	1985
22.7	1.021101	1.023121	1.023081	25.3086	1.1396	45.028	46.078	1947	1877	1993	1921
22.5	1.021181	1.023081	1.023941	25.432	1.2156	47.798	48.901	2071	1997	2119	2013
23	1.021859	1.023919	1.024779	25.4651	1.2621	49.5619	50.7471	2072	2000	2121	2048
23	1.021861	1.023921	1.024781	25.1346	1.2136	47.7184	48.860	1995	1942	2043	1972
21.8	1.022381	1.025021	1.025881	25.3986	1.2736	50.144	51.399	2004	1937	2051	1986
24.5	1.022441	1.024841	1.025701	25.3851	1.3776	54.268	55.614	2185	2112	2279	2164
22	1.022596	1.024356	1.025216	25.4656	1.3386	52.565	53.845	2158	2084	2211	2135
22.3	1.022787	1.024707	1.025567	25.4756	1.2831	50.365	51.610	2038	1970	2089	2019
23	1.023767	1.025847	1.026707	25.4806	1.4113	55.387	56.819	2147	2074	2198	2127
23	1.023767	1.025847	1.026707	25.4714	1.4084	55.293	56.722	2143	2070	2194	2124
22.7	1.023953	1.025913	1.026803	25.4559	1.3546	53.410	54.796	2058	1993	2112	2044
24	1.026645	1.029065	1.029925	25.5926	1.6086	62.854	64.681	2163	2100	2225	2162
22	1.026733	1.028533	1.029393	23.1096	1.4106	61.042	62.784	2139	2077	2200	2139
22	1.027151	1.028951	1.029811	25.5834	1.5834	61.896	63.691	2138	2077	2200	2137
Moyennes		1.02118	1.02240	.	.	45.199	46.377	2137	2020	2185	2068

En partant des valeurs numériques de p et de ρ, je calculais le poids r d'extrait pour 1000 gram. d'urine; puis, multipliant le résultat par la valeur numérique trouvée d'ailleurs pour d^{15}_4, j'obtenais le poids R d'extrait pour 1000 ^{cm3} de liquide.

La table de la page précédente fournit le résultat de mes déterminations.

Perte d'urée. — Pour tenir compte de l'urée perdue par l'hydrolyse pendant la manipulation, Neubauer a proposé d'opérer sur 2 ^{cm3} d'urine contenus dans une nacelle aux deux tiers remplie de fragments secs de verre et placée dans un tube de verre chauffé à la température de l'eau bouillante et traversé par un courant de gaz sec qui va barboter et se débarrasser d'AzH^3 dans une solution titrée de H^2SO^4. La diminution du titre de cette solution, fait connaître AzH^3 et, par suite, le poids d'urée hydrolysée. Ce poids, ajouté à celui qui se déduit de la pesée de la nacelle qui avait été préala·blement tarée ensemble avec les fragments de verre, donne l'extrait total correspondant à 2 ^{cm3} d'urine.

Magnier de la Source a proposé de peser 1 à 2 grammes d'urine entre deux verres de montre, d'éliminer H^2O à froid par exposition dans le vide sec pendant vingt-quatre heures et de peser de nouveau : la différence entre les deux pesées donne l'extrait correspondant à la prise d'essai.

J'ai opéré sur la *même quantité d'urine* qu'à l'ordinaire et avec la même capsule de platine ; mais, pour éliminer H^2O, je me suis servi, comme Neubauer, de la chaleur et d'un courant d'air parfaitement desséché.

Je me suis servi ici de l'appareil à dessiccation de Lonnes. Dans l'enveloppe extérieure j'entretenais de l'eau en pleine ébullition, tandis que, à l'aide d'une trompe Alvergnat, je faisais passer dans la chambre intérieure, où se trouvait sur

le support *ad hoc* la capsule contenant l'urine, un courant
d'air soigneusement desséché. Entre l'appareil de Lonnes
et la trompe, j'avais intercalé un vase à azote de Fresenius
surmonté d'un tube à boule de Reitmair et Stutzer Le vase à
azote contenait 20 $^{cm^3}$ de H^2SO^4 $N/_{10}$ destiné à retenir AzH^3 et
à permettre ensuite, d'après la diminution du titre, de calculer
cette ammoniaque et, par suite, l'urée. L'aspiration était
réglée de manière à pouvoir compter aisément les bulles d'air
qui se succédaient à peu près de seconde en seconde. L'expérience durait huit heures. Je n'ai fait encore que quatre
déterminations, elles sont résumées dans la table suivante,
π désigne l'urée hydrolysée pour la prise d'essai p ; r' et R'
représentent les poids d'extrait corrigés, respectivement pour
1000 grammes et pour 1000 $^{cm^3}$ d'urine.

t	$d \frac{15}{4}$	$d \frac{15}{15}$	p	ρ	$\pi = 0.00$	r	r'	$r'-r$	R	R'	$R'-R$
23	1.023919	1.024779	25.4651	1.2621	2123	49.006	50.688	1.682	50.728	52.450	1.722
24	1 024841	1.025701	25.4269	1.4034	2350	55.1935	57.011	1.817	56.565	58 427	1.862
23	1.025847	1.026707	25.4714	1.4084	2603	55.293	57.177	1.884	56.722	58.655	1.933
24	1.029865	1.029925	25.5614	1 6599	2603	64.919	66 390	1.572	66.563	68.181	1.618
Moyennes						**Moyennes**					
	1.025918	1.026778				56.077	57.816	1.739	56.644	59.428	1.784

De ces quatre expériences, insuffisantes il est vrai pour
une généralisation irréprochable, il résulterait que, pour tenir
compte de la perte d'urée pendant l'évaporation et la dessiccation à 100°, il faudrait ajouter au résidu trouvé après élimination de l'eau, 1,739 pour 1000 gr. d'urine et 1,784 pour 1000 $^{cm^3}$
de ce liquide.

2° RELATION ENTRE L'EXTRAIT URINAIRE ET LA DENSITÉ DE L'URINE

E désignant l'extrait urinaire pour 1000 d'urine et d la densité de ce liquide, le rapport :

$$\frac{E}{1000\,(d-1)} = 2 \qquad \text{(Trapp)}$$

$$= 2,33 \quad \text{(Hœser).}$$
$$= 2,3295 \ \text{(Neubauer).}$$
$$= 2,2 \quad \text{(Rabuteau).}$$
$$= 2,1 \quad \text{(pour les urines très sucrées, Bouchardat).}$$
$$= 2,3 \quad \text{chez l'adulte (A. Gautier).}$$
$$= 1,7 \quad \text{chez l'enfant (\quad id. \quad).}$$

En raison, sans doute, de ce que cette relation n'est qu'approximative, les auteurs négligent généralement de spécifier si E désigne l'extrait urinaire par 1000^{cm^3} ou par 1000 gr. d'urine. A chacun de ces deux cas correspond cependant une valeur numérique un peu différente du rapport ci-dessus, la première de ces valeurs égalant, d'ailleurs, le produit de la seconde par la densité de l'urine.

Dans la traduction française de l'ouvrage de Neubauer (Paris, 1877), il est question tantôt de 1000^{cm^3} (p. 201), tantôt de 1000 gr. (p. 335) pour l'application du coefficient 2,3295.

Dans les *Éléments d'urologie* de Rabuteau, il est dit que le coefficient 2,2 convient pour 1000 gr. d'urine. Ce serait donc, par exemple, le coefficient 2,24 qui conviendrait pour 1000^{cm^3} d'une urine qui aurait pour densité 1,018.

La valeur numérique du rapport ci-dessus doit d'ailleurs être fonction de la température au même titre que celle de d, qui figure à son dénominateur. Or l'examen du tableau de la p. 23 montre que l'influence de la température peut porter sur plusieurs unités de la troisième décimale du nombre qui représente la densité. Donc, pour obtenir toute la précision possible et avoir des résultats rigoureusement comparables entre eux, il importe de ramener d'abord toutes les densités à une même température, conventionnellement adoptée. C'est précisément ce que j'ai fait. Le tableau de la page 43 donne les valeurs numériques de ce rapport :

$$\frac{r}{d_4^{15} - 1} \qquad \frac{r}{d_{15}^{15} - 1} \qquad \frac{R}{d_4^{15} - 1} \qquad \frac{R}{d_{15}^{15} - 1}$$

aussi bien pour chaque expérience en particulier que pour les moyennes générales.

En moyenne, mes nombres ne s'écartent pas beaucoup du coefficient de Trapp ; mais, coïncidence digne de remarque, si dans les rapports précédents j'introduis en dénominateur la valeur numérique de d_4^{t} (où t est compris entre 22 et 24) j'arrive, en moyenne, à :

$$\frac{r}{1000\ (d_4^{t} - 1)} = 2{,}28$$

$$\frac{R}{1000\ (d_4^{t} - 1)} = 2{,}32$$

nombres qui reproduisent sensiblement ceux de Hœser et de Neubauer.

En tenant compte de la perte d'urée par hydrolyse, je trouve comme moyenne des quatre expériences résumées dans le tableau précédent :

$$\frac{r'}{1000\ (d_4^{15} - 1)} = 2{,}230 \qquad \frac{R'}{1000\ (d_4^{15} - 1)} = 2{,}293$$

$$\frac{r'}{1000\ (d_{15}^{15} - 1)} = 2{,}159 \qquad \frac{R'}{1000\ (d_{15}^{15} - 1)} = 2{,}219$$

CHAPITRE III

LE COEFFICIENT DE DILATATION

En construisant le graphique des résultats expérimentaux consignés dans la table de la page 23, puis en procédant par voie d'interpolation, j'ai dressé la table de la page suivante.

Cette table donne, à partir de la 3me colonne inclusivement, pour chaque degré de température entre 0° et 35° les densités d_{15}^{t} de douze types d'urines dont les densités à 15° croissent, du 1er au 12e type, par cinq unités de la 3e décimale.

La 2e colonne contient les densités d_{15}^{t} de H^{2}O. J'ai obtenu les nombres qui y figurent en transformant par le calcul en densités d_{15}^{t} les densités d_{4}^{t} données par Rosetti (1).

La 1re colonne indique les températures.

Résolvant ensuite, pour chacune des 13 colonnes de cette table qui se rapportent à H^{2}O et à l'urine, trois équations de la forme

$$\frac{d_0 - d_t}{d_t\, t} = \frac{V_t - V_0}{V_0\, t} = x + y\, t + z\, t^2$$

---

(1) *Loc. cit.*

$$d^{\,t}_{15}$$

t	H2O	I	II	III	IV	V	VI	VII	VIII	IX	X	XI	XII
0	1.000712	1.00613	1.01145	1.01660	1.02175	1.02690	1.03205	1.03720	1.04235	1.04750	1.05265	1.05780	1.06295
1	777	13	43	57	71	85	1.03199	13	27	41	55	69	83
2	810	13	40	53	66	79	92	05	18	31	42	55	68
3	832	12	37	49	61	73	85	1.03697	09	21	33	45	57
4	838	10	34	45	56	67	78	89	00	11	22	33	44
5	831	08	30	40	50	60	70	80	1.04190	00	10	20	30
6	811	04	23	32	41	50	59	68	77	1.04686	1.05195	04	13
7	774	1.00599	14	22	30	38	46	54	62	70	78	1.05686	1.06194
8	727	91	05	12	19	26	33	40	47	54	61	68	75
9	667	82	1.01096	02	08	14	20	26	32	38	44	50	56
10	588	70	80	1.01585	1.02090	1.02595	00	05	10	15	20	25	30
11	495	58	64	68	72	76	1.03080	1.03584	1.04088	1.04592	1.05096	00	04
12	390	44	48	58	54	57	60	63	66	69	72	1.05575	1.06078
13	270	30	32	34	36	38	40	42	44	46	48	50	52
14	135	15	16	17	18	19	20	21	22	23	24	25	26
15	000	00	00	00	00	00	00	00	00	00	00	00	00
16	0.999842	1.00483	1.00982	1.01481	1.01980	1.02479	1.02978	1.03477	1.03976	1.04475	1.04974	1.05473	1.05972
17	681	60	58	57	56	55	53	51	50	48	47	45	44
18	494	39	37	33	32	30	28	26	24	21	19	17	15
19	300	14	11	08	06	03	01	1.03397	1.03895	1.04392	1.04889	1.05386	1.05883
20	008	1.00391	1.00888	1.01385	1.01881	1.02378	1.02874	71	68	64	61	58	54
21	0.998886	63	60	57	53	49	46	42	39	35	33	29	25
22	667	37	33	29	25	22	17	13	10	06	02	1.05298	1.05794
23	440	08	04	00	1.01796	1.02292	1.02788	1.03284	1.03780	1.04276	1.04772	68	64
24	206	1.00277	1.00773	1.01270	66	62	58	55	51	47	43	40	36
25	0.997958	50	45	40	35	30	25	20	15	10	05	00	1.05695
26	704	19	14	09	04	1.02199	1.02694	1.03189	1.03684	1.04179	1.04674	1.05169	64
27	444	1.00188	1.00682	1.01177	1.01672	67	62	57	52	47	42	37	32
28	169	59	53	45	38	31	24	19	12	05	1.04509	1.05092	1.05585
29	0.996888	31	23	18	11	04	1.02597	1.03090	1.03583	1.04076	69	62	55
30	602	1.00099	1.00592	1.01085	1.01579	1.02072	65	58	51	44	37	30	23
31	307	65	58	54	44	37	30	23	15	08	01	1.04994	1.05487
32	007	33	25	17	09	01	1.02493	1.02985	1.03477	1.03769	1.04461	55	45
33	0.995686	0.99990	1.00482	1.00974	1.01466	1.01958	50	42	34	26	18	10	02
34	356	52	44	36	28	20	12	04	1.03395	1.03887	10 4379	1.04870	1.05362
35	016	23	13	03	1.01393	1.01883	1.02373	1.02862	52	41	31	21	11

où, je prenais pour t, respectivement les nombres 10, 20 et 30, j'ai obtenu pour H^2O et chacun des douze types d'urines, les valeurs numériques des inconnues x, y, z. Au moyen de ces valeurs numériques, il est ensuite facile de calculer, pour chaque cas particulier, le coefficient moyen de dilatation pour un intervalle quelconque de température.

Les treize formules empiriques qui suivent résument mes recherches sur cette question et représentent respectivement les dilatations de H^2O et de mes douze types d'urines entre 0° et 35°.

$$H^2O \quad V = 1 - 0{,}000001178\,(t-4) + 0{,}0000765\,(t-4)^2 - 0{,}00000005085\,(t-4)^3$$
$$I \quad V = 1 - 0{,}000334812\,t + 0{,}00005077\,t^2 - 0{,}0000013013\,t^3$$
$$II \quad V = 1 - 0{,}0000061\,t + 0{,}00000742\,t^2 - 0{,}000000038\,t^3$$
$$III \quad V = 1 + 0{,}0000040986\,t + 0{,}000007376\,t^2 - 0{,}000000040986\,t^3$$
$$IV \quad V = 1 + 0{,}000101523\,t - 0{,}000004307\,t^2 + 0{,}0000002481\,t^3$$
$$V \quad V = 1 + 0{,}00002239\,t + 0{,}000007517\,t^2 - 0{,}00000005356\,t^3$$
$$VI \quad V = 1 + 0{,}00003081\,t + 0{,}000007709\,t^2 - 0{,}00000006155\,t^3$$
$$VII \quad V = 1 + 0{,}00004646\,t + 0{,}000006793\,t^2 - 0{,}0000000352\,t^3$$
$$VIII \quad V = 1 + 0{,}000050376\,t + 0{,}0000076256\,t^2 - 0{,}00000006712\,t^3$$
$$IX \quad V = 1 + 0{,}000169998\,t + 0{,}0000089465\,t^2 - 0{,}00000048295\,t^3$$
$$X \quad V = 1 + 0{,}000183353\,t - 0{,}000009548\,t^2 + 0{,}0000004988\,t^3$$
$$XI \quad V = 1 + 0{,}0001960\,t - 0{,}00001001\,t^2 + 0{,}00000051035\,t^3$$
$$XII \quad V = 1 + 0{,}0002062\,t - 0{,}00001026\,t^2 + 0{,}00000051049\,t^3$$

CHAPITRE IV

L'INDICE DE RÉFRACTION

Résultats expérimentaux. — Pour l'urine, les nombres qui composent l'échelle des indices de réfraction diffèrent beaucoup moins entre eux que les nombres qui composent l'échelle des densités.

C'est ce que montre la table :

Observations	d_4^{15}	n	Différence	R		m
				Trouvé	Calculé	
I	1.0000	1.3315		0.000	0 000	0
II	1.0041	1.3311	0.0016	10.271	10.262	5
III	1.0077	1.3346	21	13 537	13.469	6.1
IV	1.0114	1.3352	27	17.204	17.317	9.9
V	1.0193	1.3373	48	31.107	30.787	15
VI	1.0231	1.3488	63	40.631	40.408	20
VII	1.0233	1.3400	75	48.250	48.105	24
VIII	1.0235	1.3401	76	48.860	48.746	24.3
IX	1.0236	1.3401	76	48.901	48.746	24.3
X	1.0239	1.3404	79	50.747	50 671	25
XI	1.0247	1.3405	80	51.610	51.312	25.3
XII	1.0249	1.3909	84	53.845	53.877	26.3
XIII	1.0258	1.3410	85	54.796	54.519	26.9
XIV	1.0259	1.3412	87	55 614	55.801	27.6
XV	1.0260	1.3411	89	56.722	57.084	28.2
XVI	1.0285	1.3423	98	62.784	62.847	31
XVII	1.0290	1.3424	99	63.691	63.499	31.4
XVIII	1.0291	1.3421	99	63.729	63 499	31.4

On y voit, du premier au dix-huitième terme, la densité croître de 0,0291, alors que l'indice de réfraction ne croît que de 0,0099.

Les dix-huit indices qui figurent dans cette table sont donc resserrés entre des limites trois fois plus rapprochées que les dix-huit densités correspondantes.

En raison de cela, telle variation qui, dans l'échelle des densités, affectera déjà une décimale, de rang m, pourra, dans l'échelle des indices, n'affecter que la décimale de rang $m + 1$ ou de $m + 2$. Aussi, pour obtenir avec les indices autant de sensibilité pratique qu'avec les densités, faudrait-il par exemple mesurer les premiers avec six décimales, pendant qu'on mesurait les densités correspondantes avec quatre décimales seulement. C'est un désavantage pour les indices ; car, pour obtenir dans leur mesure un tel degré de précision, il faudrait disposer de l'outillage et du temps.

Réfractomètres employés. — J'ai opéré avec les réfractomètres d'Abbe, de Fery, de Piltschickof et d'Amagat. Ces appareils ont le mérite de fournir le résultat cherché en un temps très court et avec peu de matière : quelques gouttes suffisent avec les réfractomètres d'Abbe et de Piltschickof.

La graduation du réfractomètre d'Abbe donne directement l'indice avec la troisième décimale ; l'opérateur peut apprécier approximativement la quatrième.

Les réfractomètres de Féry, de Piltschickof et d'Amagat sont munis de graduations spéciales.

Avec le premier, j'ai opéré en laissant dans l'air la cuve chargée d'urine. Le zéro de la graduation avait été amené à correspondre à l'indice 1 (cuve pleine d'air) ; une division m correspondait à l'indice

$$1 + 1, 1\,m.$$

Avec le Piltschickof, j'avais, au préalable, dressé la courbe des indices en fonction de la graduation de l'appareil.

Je me suis surtout bien trouvé, dans le cas spécial de l'urine, d'un petit réfractomtère Amagat, construit par Th. Dubosq, pour déterminer la concentration des solutions salines.

La graduation de ce réfractomètre comprenait cent divisions. Le zéro correspondait à l'indice 1,3325 et le point 100 à l'indice 1,3642. Cette recherche embrassait donc tous les cas possibles pour l'urine.

J'ai d'abord observé onze liquides convenablement choisis et noté les divisions correspondantes du réfractomètre. La température a été de 22° à 25°. Voici les résultats :

INDICES	DIVISIONS [DU RÉFRACTOMÈTRE	INDICES	DIVISIONS DU RÉFRACTOMÈTRE
1.3325	0	1.3421	30.5
1.3333	3 5	1.3426	32
1.3349	6	1.3487	51
1.3366	8	1.3531	65
1.3399	23.5	1.3641	94
1.3410	27		

J'ai construit le graphique de ces résultats ; j'ai ainsi obtenu une droite satisfaction de l'équation :

$$tg\ \alpha = \frac{n - n'}{m - m'} = 0{,}000317$$

Une urine marquant m à mon réfractomètre avait donc pour indice :

$$n = 1.3325 + 0{,}000317\ m$$

La septième colonne de la table de la page 51 donne les valeurs de m pour les indices de n consignés dans la troisième colonne. Ces indices sont en général les moyennes d'observations faites avec les divers réfractomètres susmentionnés.

RELATION ENTRE L'INDICE DE RÉFRACTION ET L'EXTRAIT URINAIRE.

.Mon premier soin a été de chercher une relation entre l'indice n et l'extrait urinaire R rapporté à 100^{cm^3} d'urine.

La comparaison des nombres compris dans les troisième et cinquième colonnes de la table (p. 51) m'a montré qu'à une variation de n égale à 0,0001 correspondait une variation de R égale en moyenne à 0,6414.

D'où, pour exprimer la relation que je cherchais entre n et R, la formule :

$$R = (n - 1,3325)\ 6414$$

C'est au moyen de cette formule qu'ont été calculés les nombres consignés dans la sixième colonne de la table : (p. 51).

La comparaison de ces nombres avec ceux de la colonne précédente montre entre eux une concordance aussi satisfaisante que possible. Cette concordance aurait été parfaite si j'avais pu compter sur une décimale de plus dans la mesure des indices.

RELATION ENTRE L'INDICE DE RÉFRACTION ET LA DENSITÉ DE L'URINE.

Une fois en possession de la relation précédente, il m'a suffit d'égaler la valeur de R en fonction de n à la valeur de R en fonction de d_4^{15} pour obtenir une relation très simple entre l'indice de réfraction et la densité de l'urine.

J'ai en effet :

$$(n - 1,3325)\ 6414 = (d_4^{15} - 1)\ 2185$$

d'où :

$$\frac{d - 1}{n - 1,3325} = 2,935$$

La variation de la densité égale donc 2935 fois la variation correspondante de l'indice de réfraction. C'est la justification de ce qui a été dit au début de ce chapitre.

Grâce à cette relation, on pourrait à la rigueur se dispenser de mesurer n en mesurant d ou réciproquement se dispenser de déterminer d en déterminant n.

Un simple calcul faisant le reste, permettrait de tirer la valeur de n en fonction de celle de d, ou réciproquement.

Or, avec les réfractomètres pratiques actuels, rien n'est plus simple et plus rapide que la mesure d'un indice de réfraction, et, au surplus, il y a ici l'avantage, qui peut quelquefois être très précieux, de pouvoir obtenir une donnée plus exacte tout en opérant sur une quantité insignifiante de matière.

CHAPITRE V

LA COHÉSION

Les qualités des gouttes

1° LA COHÉSION

Je me suis proposé de mesurer la cohésion de l'urine par la force capable d'en amener la rupture sous la section de 1^{cm^2}.

Pour atteindre ce but, je suspendais, dans une position horizontale, des disques de verre au plateau à densité d'une balance aréothermique Becker's Sons fonctionnant comme balance hydrostatique. Après avoir équilibré exactement ces disques, j'abaissais doucement le fléau jusqu'à contact du verre et du liquide contenu dans un petit cristallisoir placé juste au-dessous. Je déposais alors, avec beaucoup de précaution, surtout vers la fin, des poids dans l'autre plateau jusqu'à rupture de la colonne liquide soulevée par adhésion. Je divisais le poids de rupture par la surface du disque exprimée en centimètres carrés : le quotient représentait le nombre cherché.

J'ai d'abord opéré sur H^2O. Le thermomètre marquait 23°. Le tableau ci-après résume mes expériences :

DISQUES		POIDS DE RUPTURE	
DIAMÈTRE	SURFACE	DISQUE ENTIER	1 cm2
3^{cm}	7^{cm2}0686	3^{gr} 44	0^{gr} 486
4	12 5664	6 103	0 486
5	19 6350	9 537	0 486
6	28 2744	13 79	0 486

Chose digne de remarque, le nombre 0,486 représente à très peu près le poids de dix gouttes d'eau données par le compte-gouttes normal. Cela signifierait que la section de rupture de l'eau, dans ce compte-gouttes, ne doit pas différer sensiblement de 0^{cm2},1 et que, sous cette section, le poids de la goutte d'eau, à la température de 23°, serait 0 gr. 0486.

Disposant d'un compte-gouttes Abati que je m'étais procuré précisément pour l'étude physique de l'urine et d'autres liquides, j'ai, dans cinq expériences consécutives, pris le poids de vingt gouttes d'eau. J'ai trouvé :

$$
\begin{aligned}
&\text{I} \dots\dots\dots\dots\dots\ 0{,}9653 \\
&\text{II} \dots\dots\dots\dots\dots\ 0{,}9757 \\
&\text{III} \dots\dots\dots\dots\dots\ 0{,}9801 \\
&\text{IV} \dots\dots\dots\dots\dots\ 0{,}9754 \\
&\text{V} \dots\dots\dots\dots\dots\ 0{,}9649 \\
&\qquad\text{Total} \dots\dots\ 4{,}8654 \\
&\qquad\text{Moyenne} \dots\dots\ 0{,}9731 \\
\end{aligned}
$$

d'o ù, poids d'une goutte 0,04865

C'est juste le nombre trouvé plus haut pour représenter le poids de rupture, autrement dit pour mesurer la cohésion de H^{2}O, sous la section de 0^{cm2}1.

Dans ces conditions, j'ai trouvé beaucoup plus simple d'opérer avec le compte-gouttes Abati qu'avec les disques.

7

Ce compte-gouttes me semble d'ailleurs réaliser l'optimum des conditions désirables.

C'est une sorte de pipette ayant à peu près 10 centimètres de longueur totale ; sa partie renflée est une sphère d'environ 20^{cm3} de capacité ; son tube supérieur, rodé à l'émeri et percé latéralement d'un petit trou, reçoit un bouchon de verre également percé d'un petit trou que l'on peut, par simple rotation du bouchon, amener ou non en coïncidence avec le premier ; on a ainsi, la pipette étant garnie, le moyen de permettre ou d'arrêter l'écoulement du liquide.

La pipette peut être reçue dans un tube à peser fermé par un bouchon à l'émeri et présentant un rétrécissement annulaire à partir de son quart inférieur. Une fois en place, la pipette se trouve en position verticale, sa sphère appuyée sur le rétrécissement du tube.

Le tube est d'ailleurs à fond plat, ce qui lui permet de se tenir debout, sans support, sur le plateau de la balance.

Pour opérer, on garnit la pipette ; on la ferme eh tournant convenablement le bouchon ; on l'enferme dans son étui ; on met le tout sur le plateau de la balance ; on tare exactement ; on retire la pipette ; on laisse écouler au dehors le nombre voulu de gouttes ; on replace le bouchon en position de fermeture ; on remet dans l'étui et on rétablit l'équilibre par des poids marqués. Ceux-ci représentent le poids des gouttes écoulées.

Cette façon de procéder a l'avantage d'éviter l'erreur résultant de la perte que l'évaporation occasionne quand on pèse directement le liquide sorti du compte-gouttes.

C'est donc cette méthode que j'emploierai désormais pour étudier la cohésion non seulement de l'urine, mais encore d'autres liquides et dissolutions.

Jusqu'ici le temps m'a manqué pour cette étude et je n'ai actuellement qu'une seule détermination faite, à la température de 23°, sur une urine pour laquelle $d\,{}^{15}_{4} = 1,025$. J'ai trouvé :

$$
\begin{array}{lcccl}
\text{poids de 20 gouttes . . .} & & & & 0^{\mathrm{gr}}8161 \\
— & & 8 & — & 0 \quad 3253 \\
\hline
\text{d'où} \qquad — & & 28 & — & 1 \quad 1414 \\
— \qquad — & & 1 & — & 0 \quad 04076 \\
— \qquad — & & \text{rupture, sous } 0^{\mathrm{cm}2}1 \text{ de section,} & & 0,4076 \\
\end{array}
$$

Voici maintenant le résumé de quelques déterminations sur l'urine par la méthode des disques.

URINE $d\,{}^{15}_{4}$	DISQUES $\pi\,\mathrm{r}^2$	POIDS DE RUPTURE POUR	
		$\pi\,\mathrm{r}^2$	1 cm²
1.0052	19$^{\mathrm{cm}2}$635	8gr00	0.407
1.0077	28. 2744	11. 50	0.407
1 0234	19. 635	7. 97	0.406
1.0248	28. 2744	11. 48	0.406
1.0250	—	11. 44	0.405
1.0258	19. 635	7. 945	0.406
—	12. 5664	5. 10	0.406

D'après ces résultats, la cohésion de l'urine, dans mes limites expérimentales, serait représentée par un nombre constant, indépendant de la composition et de la densité ! Même en me gardant d'extrapoler, je n'oserais formuler une telle conclusion sans réserves expresses de plus ample vérification ultérieure.

La seule chose que confirment sûrement mes expériences, c'est que la cohésion de l'urine est inférieure à celle de l'eau.

2°. LES QUALITÉS DES GOUTTES

Sous ce titre, je me proposais d'étudier le poids, le volume et le nombre des gouttes obtenues, dans des conditions expérimentales bien déterminées, avec des urines de composition qualitative et quantitative quelconques. J'ai dû, faute de temps, renvoyer ce travail à date ultérieure. J'ai cependant fait quelques déterminations sur le nombre des gouttes comparativement avec la densité.

J'ai opéré avec un compte-gouttes Duclaux, venant de chez Ducretet.

Le volume marqué sur la pipette était 5^{cm3}. J'ai opéré à la température du laboratoire ; elle a oscillé entre 23° et 24°8.

L'eau m'a fourni 98,5 gouttes.

Voici les résultats avec l'urine :

$d\,{}^{15}_{4}$	NOMBRE DE GOUTTES pour 5^{cm3}
1.0052	100
1.0077	102
1.0235	104
1.0248	106
1.0250	107
1.0258	108
1.0291	111.5

On voit que le nombre des gouttes augmente en même temps que la densité.

Donc, semble-t-il, le poids de la goutte devrait simultanément décroître !

Cette dernière remarque justifie les réserves précédemment formulées.

CHAPITRE VI

RÉSUMÉ ET CONCLUSIONS

I. — En ce qui concerne la densité

Après avoir insisté sur la nécessité de ramener toutes les déterminations à une même température :

1° Sous le titre définitions, j'ai indiqué la signification des symbôles d_4^t et d_{15}^t ; développé la formule :

$$d_4^t = \frac{p}{p'} - \frac{p}{p'}\, \varepsilon - \frac{p - p'}{p'}\, a$$

calculé une table des valeurs utiles du binôme

$$\frac{p}{p'}\, \varepsilon + \frac{p - p'}{p'}\, a \; ;$$

montré comment on passe de d_4^t à d_{15}^t ou réciproquement, par simple addition ou soustraction du nombre 0,00086 ;

Expliqué la nécessité de ramener les indications urométriques ou aréothermiques à la température à laquelle l'uromètre ou le plongeur de la balance aréothermique ont été établis ;

Calculé pour cela une table des valeurs utiles de $\gamma\, \theta$;

2° Sous le titre étude expérimentale de la variation de la densité de l'urine en fonction de la température, entre 0° et 35°, j'ai :

Décrit en détail la méthode employée ;

Etudié d'abord mon picnomètre, établi son coefficient de dilatation, donné la table de ses volumes, pour chaque degré de température, entre 0° et 35°, montré par quelle simplification j'arrive ainsi à :

$$d_4^t = 2\,p + \bullet + 0,001057$$

$$d_{15}^t = 2\,p + \bullet + 0,001917$$

puis, sur quinze urines occupant des degrés différents dans l'échelle des densités :

Déterminé pour chacune d'elles huit densités à des températures croissant par 5° entre 0° et 35° ;

Construit le graphique de ces résultats expérimentaux, interpolé et calculé une table des valeurs du produit $\delta\theta$ pour H^2O et pour douze types d'urines dont les densités d_{15}^t croissent d'un type à l'autre par cinq unités de la troisième décimale.

Calculé, par combinaison de cette table avec celle des valeurs de $\gamma\theta$, la table des valeurs de $(\delta\text{-}\gamma)\,\theta$;

Montré, par voie expérimentale, la concordance entre les indications urométriques et aréothermiques trouvées directement.

II. — En ce qui concerne l'extrait urinaire
et sa relation avec la densité.

1° Sous le titre extrait urinaire, j'ai :

Montré le caractère forcément conventionnel de la définition de ce terme à cause des modifications variables avec les conditions expérimentales qui se produisent pendant l'évaporation et la dessiccation ;

Bien spécifié les conditions expérimentales dans lesquelles j'ai opéré ;

Consigné dans une table les résultats de mes déterminations, fait quatre expériences en vue de tenir compte de la perte d'urée par hydrolyse pendant l'évaporation et la dessiccation.

2° Sous le titre : Relation entre l'extrait urinaire et la densité, j'ai :

Donné comme moyennes des résultats de mes expériences :

$$\frac{r}{1000\left(d^{15}_{4}-1\right)}=2{,}137$$

$$\frac{r}{1000\left(d^{15}_{15}-1\right)}=2{,}020$$

$$\frac{R}{1000\left(d^{15}_{4}-1\right)}=2{,}185$$

$$\frac{R}{1000\left(d^{15}_{15}-1\right)}=2{,}068$$

$$\frac{r'}{1000\left(d^{15}_{4}-1\right)}=2{.}230$$

$$\frac{r'}{1000\left(d^{15}_{15}-1\right)}=2{.}159$$

$$\frac{R'}{1000\left(d^{15}_{4}-1\right)}=2{.}293$$

$$\frac{R'}{1000\left(d^{15}_{15}-1\right)}=2{.}210$$

III. — En ce qui concerne le coefficient de dilatation

Utilisant le graphique qui, par voie d'interpolation, m'avait permis de dresser la table des valeurs de δ_0, j'ai calculé pour chaque degré de température entre $0°$ et $35°$ les densités d_{15}^t de H^2O et de douze types d'urine, en densités croissant d'un type au suivant par 5 unités de la 3e décimale ;

Calculé pour H^2O et pour chaque type d'urine, les valeurs des inconnues qui figurent dans l'équation générale :

$$\frac{d_0 - d_t}{d_t\, t} = x + yt + zt^2$$

Établi ainsi pour chacun des douze types d'urine une équation empirique de la forme

$$V = 1 + at + bt^2 + ct^3$$

et pour H^2O

$$V = 1 + a(t-4) + b(t-4)^2 + c(t-4)^3$$

IV. — En ce qui concerne l'indice de réfraction

Après avoir dressé la table des résultats de mes expériences, indiqué les réfractomètres dont je me suis servi, dressé la table et établi la formule des indices en fonction de la graduation de mon réfractomètre Amagat, j'ai exposé comment je trouvais entre l'indice n et l'extrait R pour 1000^{cm3}, la relation :

$$R = (n - 1,3325)\,6414$$

et, partant, entre la densité d et l'indice n, la relation :

$$\frac{d - 1}{n - 1,3325} = 2,935$$

V. — En ce qui concerne la cohésion et les qualités des gouttes.

Mes expériences, encore à leur début et par conséquent tout à fait insuffisantes, confirment ce fait que la cohésion de l'urine est inférieure à celle de H_2O et que le nombre des gouttes correspondant à un volume donné augmente avec la densité.

———

Vu et approuvé :
Montpellier, le 10 juillet 1902.
Le Doyen,
MAIRET.

Vu et permis d'imprimer :
Montpellier, le 10 juillet 1902.
Le Recteur,
Ant. BENOIST.

8

SERMENT

En présence des Maîtres de cette Ecole, de mes chers condisciples et devant l'effigie d'Hippocrate, je promets et je jure, au nom de l'Être suprême, d'être fidèle aux lois de l'honneur et de la probité dans l'exercice de la médecine. Je donnerai mes soins gratuits à l'indigent, et n'exigerai jamais un salaire au-dessus de mon travail. Admis dans l'intérieur des maisons, mes yeux ne verront pas ce qui s'y passe, ma langue taira les secrets qui me seront confiés, et mon état ne servira pas à corrompre les mœurs ni à favoriser le crime. Respectueux et reconnaissant envers mes Maîtres, je rendrai à leurs enfants l'instruction que j'ai reçue de leurs pères.

Que les hommes m'accordent leur estime, si je suis fidèle à mes promesses! Que je sois couvert d'opprobre et méprisé de mes confrères, si j'y manque!

184

9 782014 456929